DGEM

Thieme

# DGEM-Leitlinien Enterale und Parenterale Ernährung

**Kurzfassung**

Deutsche Gesellschaft für Ernährungsmedizin e.V.

Redaktion, Arbeitsgruppenleiter und Autoren

G. Kreymann
A. Weimann
T. Schütz
M. Adolph
S. D. Anker
J. Arends
H. K. Biesalski
S. C. Bischoff
U. Bolder
N. Cano
W. Druml
C. Fusch
W. H. Hartl
A. R. Heller
B. Herbst
K.-W. Jauch
F. Jochum
U. Körner
B. Koletzko
M. Koller
A. H. Leischker
H. Lochs
R. Meier
S. Mühlebach
J. Ockenga
M. Pirlich
M. Plauth
W. Schregel
R.-J. Schulz
Z. Stanga
J. Stein
L. Valentini
D. Volkert
G. Zürcher

13 Abbildungen
18 Tabellen

Georg Thieme Verlag
Stuttgart · New York

*Bibliographische Information der Deutschen Bibliothek*

Die Deutsche Bibliothek verzeichnet diese Publikation in der Deutschen Nationalbibliographie; detaillierte bibliographische Daten sind im Internet über http://dnb.ddb.de abrufbar

**Wichtiger Hinweis:** Wie jede Wissenschaft ist die Medizin ständigen Entwicklungen unterworfen. Forschung und klinische Erfahrung erweitern unsere Erkenntnisse, insbesondere was Behandlung und medikamentöse Therapie anbelangt. Soweit in diesem Werk eine Dosierung oder eine Applikation erwähnt wird, darf der Leser zwar darauf vertrauen, dass Autoren, Herausgeber und Verlag große Sorgfalt darauf verwandt haben, dass diese Angabe **dem Wissensstand bei Fertigstellung des Werkes** entspricht.
Für Angaben über Dosierungsanweisungen und Applikationsformen kann vom Verlag jedoch keine Gewähr übernommen werden. **Jeder Benutzer ist angehalten**, durch sorgfältige Prüfung der Beipackzettel der verwendeten Präparate und gegebenenfalls nach Konsultation eines Spezialisten festzustellen, ob die dort gegebene Empfehlung für Dosierungen oder die Beachtung von Kontraindikationen gegenüber der Angabe in diesem Buch abweicht. Eine solche Prüfung ist besonders wichtig bei selten verwendeten Präparaten oder solchen, die neu auf den Markt gebracht worden sind. **Jede Dosierung oder Applikation erfolgt auf eigene Gefahr des Benutzers.** Autoren und Verlag appellieren an jeden Benutzer, ihm etwa auffallende Ungenauigkeiten dem Verlag mitzuteilen.


Rüdigerstraße 14
D-70469 Stuttgart
Telefon: +49/07 11/89 31-0
Unsere Homepage: http://www.thieme.de

Printed in Germany

Zeichnungen: Otto Nehren, Achern
Umschlaggestaltung: Thieme Verlagsgruppe
Umschlaggrafik: Martina Berge, Erbach
Satz: Mitterweger & Partner, Plankstadt
Druck: Firmengruppe APPL, aprinta druck, Wemding

ISBN 978-3-13-148091-0 3 4 5 6

## Herausgegeben von der Deutschen Gesellschaft für Ernährungsmedizin e.V. (DGEM)

**Präsidium der Deutschen Gesellschaft für Ernährungsmedizin e.V. (DGEM)**

**Präsident**
Prof. Dr. med. Georg Kreymann
Olivaer Platz 7
10707 Berlin
Tel. 030-31 98 31 50 06
infostelle@dgem.de
und
Klinik für Intensivmedizin
Universitätsklinikum Hamburg-Eppendorf
20246 Hamburg
Tel. 040-4 28 03 70 10
kreymann@uke.uni-hamburg.de

**Redaktion**
Prof. Dr. med. Georg Kreymann
(Adresse s. o.)

Dr. rer. nat. Tatjana Schütz
Medizinische Klinik mit Schwerpunkt
Gastroenterologie, Hepatologie und Endokrinologie
Charité Universitätsmedizin Berlin
Charitéplatz 1
10117 Berlin
Tel. 030-4 50 51 40 59
elke-tatjana.schuetz@charite.de

Prof. Dr. med. Arved Weimann
Klinik für Allgemein- und Visceralchirurgie
Klinikum St. Georg gGmbH
Delitzscher Str. 141
04129 Leipzig
Tel. 0341-9 09 22 00
arved.weimann@sanktgeorg.de

## Anschriften der Arbeitsgruppenleiter und Autoren

PD Dr. med. Michael Adolph
Klinik für Anästhesiologie und Intensivmedizin
Eberhard-Karls-Universität Tübingen
Hoppe-Seyler-Str. 3
72076 Tübingen

Prof. Dr. Dr. med. Stefan D. Anker
Charité Campus Virchow-Klinikum
Universitätsmedizin Berlin
Medizinische Klinik mit Schwerpunkt Kardiologie
Angewandte Kachexieforschung
Augustenburger Platz 1
13353 Berlin

Dr. med. Jann Arends
Klinik für Tumorbiologie an der Albert-Ludwigs-Universität Freiburg
Breisacher Str. 117
79106 Freiburg

Prof. Dr. med. Hans K. Biesalski
Institut für Biologische Chemie und Ernährungswissenschaften (140 A)
Universität Hohenheim
Garbenstr. 30
70593 Stuttgart

Prof. Dr. med. Stephan C. Bischoff
Institut für Ernährungsmedizin
Universität Hohenheim
Fruwirthstr. 12
70593 Stuttgart

PD Dr. med. Ulrich Bolder
Klinikum der Universität Regensburg
Klinik und Poliklinik für Chirurgie
Franz-Josef-Strauß-Allee 11
93053 Regensburg

Dr. Noël Cano
Clinic Résidence du Parc
Rue Gaston Berger
13010 Marseille
Frankreich

Prof. Dr. med. Wilfried Druml
Univ.-Klinik für Innere Medizin III
Abt. Nephrologie und Dialyse
Währinger Gürtel 18-20
1090 Wien
Österreich

Prof. Dr. med. Christoph Fusch
Universitätsklinikum Greifswald
Klinik und Poliklinik für Kinder- und Jugendmedizin
Soldmannstr. 15
17475 Greifswald

Prof. Dr. med. Wolfgang H. Hartl
Chirurgische Klinik und Poliklinik Großhadern
Klinikum der Universität München
Marchioninistr. 15
81377 München

Prof. Dr. med. Axel R. Heller
Klinik und Poliklinik für Anästhesiologie und Intensivtherapie des Universitätsklinikums Carl Gustav Carus
Fetscherstr. 74
01307 Dresden

Brigitte Herbst
DGEM e.V. – Info- und Geschäftsstelle
Olivaer Platz 7
10707 Berlin

Prof. Dr. Dr. h.c. Karl-Walter Jauch
Chirurgische Klinik und Poliklinik
Großhadern
Klinikum der Universität München
Marchioninistr. 15
81377 München

PD Dr. med. Frank Jochum
Ev. Waldkrankenhaus Spandau
Abteilung für Kinder- und Jugend-
medizin
Stadtrandstr. 555
13589 Berlin

Prof. Dr. sc. phil. Uwe Körner
Charité Universitätsmedizin Berlin
Institut für Geschichte der Medizin
Campus Mitte
Tucholskystr. 2
10117 Berlin

Prof. Dr. med. Berthold Koletzko
Dr. von Haunersches Kinderspital
Klinikum der Universität München
Lindwurmstr. 4
80337 München

Prof. Dr. phil. Michael Koller
Zentrum für Klinische Studien
Klinikum der Universität Regensburg
93042 Regensburg

Prof. Dr. med. Georg Kreymann
Klinik für Intensivmedizin
Universitätsklinikum Hamburg-
Eppendorf
20246 Hamburg

Dr. med. Andreas H. Leischker, M.A.
Klinik für Allgemeine Innere Medizin,
Altersmedizin und Onkologie
Krankenhaus Maria-Hilf
47805 Krefeld

Prof. Dr. med. Herbert Lochs
Charité Universitätsmedizin Berlin
Medizinische Klinik mit Schwer-
punkt Gastroenterologie,
Hepatologie und Endokrinologie
Charitéplatz 1
10117 Berlin

PD Dr. med. Rémy Meier
Medizinische Universitätsklinik
Kantonsspital Liestal
Abteilung Gastroenterologie,
Hepatologie und Ernährung
Rheinstr. 26
4410 Liestal
Schweiz

Prof. Dr. pharm. Stefan Mühlebach
Konsiliarius für Klinische Ernährung
und Spitalpharmazie
Universitätsklinik „Inselspital" Bern
c/o Swissmedic (Schweizerisches
Heilmittelinstitut)
Hallerstr. 7
3000 Bern 9
Schweiz

PD Dr. med. Johann Ockenga
Charité Universitätsmedizin Berlin
Medizinische Klinik mit Schwer-
punkt Gastroenterologie,
Hepatologie und Endokrinologie
Charitéplatz 1
10117 Berlin

PD Dr. med. Matthias Pirlich
Charité Universitätsmedizin Berlin
Medizinische Klinik mit Schwer-
punkt Gastroenterologie,
Hepatologie und Endokrinologie
Charitéplatz 1
10117 Berlin

Prof. Dr. med. Mathias Plauth
Städtisches Klinikum Dessau
Klinik für Innere Medizin
Auenweg 38
06847 Dessau-Roßlau

Prof. Dr. med. Werner Schregel
Heidedyk 44
47802 Krefeld

Dr. rer. nat. Tatjana Schütz
Charité Universitätsmedizin Berlin
Medizinische Klinik mit Schwerpunkt Gastroenterologie,
Hepatologie und Endokrinologie
Charitéplatz 1
10117 Berlin

Dr. med. Ralf-Joachim Schulz
Charité Universitätsmedizin Berlin
Forschungsgruppe Geriatrie am EGZB
Reinickendorfer Str. 61
13347 Berlin

Dr. med. Zeno Stanga
Universitätsspital Bern
Poliklinik für Endokrinologie,
Diabetologie und Klinische
Ernährung
und Klinik und Poliklinik für
Allgemeine Innere Medizin
3010 Bern
Schweiz

Prof. Dr. Dr. Jürgen Stein
Medizinische Klinik I
Universitätsklinikum
Johann Wolfgang Goethe-Universität
Theodor-Stern-Kai 7
60590 Frankfurt

Dr. rer. nat. Luzia Valentini
Charité Universitätsmedizin Berlin
Medizinische Klinik mit Schwerpunkt Gastroenterologie,
Hepatologie und Endokrinologie
Charitéplatz 1
10117 Berlin

PD Dr. rer. nat. Dorothee Volkert
Institut für Ernährungswissenschaft
der Rheinischen Friedrich-Wilhelms-Universität Bonn
Endenicher Allee 11-13
53115 Bonn
Jetzt:
Pfrimmer Nutricia GmbH
Am Weichselgarten 23
91058 Erlangen

Prof. Dr. med. Arved Weimann
Klinik für Allgemein- und Visceralchirurgie
Klinikum St. Georg gGmbH
Delitzscher Str. 141
04129 Leipzig

Dr. med. Gudrun Zürcher
Medizinische Universitätsklinik
Freiburg
Schwerpunkt Hämatologie und
Onkologie
Sektion Ernährungsmedizin und
Diätetik
Hugstetter Str. 55
79106 Freiburg

## Vorwort

Von 2001 bis 2007 hat die Deutsche Gesellschaft für Ernährungsmedizin e.V. unter ihren früheren Präsidenten Prof. Dr. H. Lochs, Prof. Dr. B. Koletzko und Prof. Dr. K.-W. Jauch mit Beteiligung österreichischer und schweizer Experten evidenzbasierte Leitlinien zur künstlichen Ernährung erarbeitet. Aus methodischen und struktuellen Gründen erfolgte die Leitlinienentwicklung in zwei getrennten Perioden und Abschnitten „enteral" und „parenteral" unter Bildung von insgesamt 46 Arbeitsgruppen mit 200 Experten.

Methodische Grundlage für die Arbeitsweise waren die international akzeptierten Vorgaben der Scottish Intercollegiate Guidelines Network, sowie der Ärztlichen Zentralstelle für Qualitätssicherung (ÄZQ) und der Arbeitsgemeinschaft der Wissenschaftlichen Medizinischen Fachgesellschaften (AWMF). Für die kritische Begleitung dieses Prozesses und die Unterstützung gilt großer Dank Frau Dr. I. Kopp, Ständige Kommission Leitlinien der AWMF, und Herrn Prof. Dr. M. Koller, Zentrum für Klinische Studien der Universität Regensburg.

Unter der Leitung von Prof. Dr. H. Lochs, Charité Universitätsmedizin Berlin, wurde die „Enterale Leitlinie" erarbeitet und nach deren Annahme als „S3 Leitlinie" durch die AWMF 2003 mit den Arbeitsgruppenleitern und zusätzlichen internationalen Experten als Leitlinie der Europäischen Gesellschaft für Klinische Ernährung und Stoffwechsel (ESPEN) weiterentwickelt und aktualisiert. Diese Leitlinie wurde 2006 als erste AWMF Leitlinie auf europäischem Niveau publiziert und hat erfreuliche internationale Anerkennung gefunden.

In diesem Jahr ist nun auch die unter der Leitung von Prof. Dr. B. Koletzko und Prof. Dr. K.-W. Jauch von der Ludwig-Maximilians-Universität München entwickelte „Parenterale Leitlinie" veröffentlicht worden.

Im vorliegenden Buch werden beide Leitlinien in ihrer Kurzfassung der Statements und Empfehlungen sinnhaft zusammengeführt und durch praxisrelevante Tabellen und Algorithmen ergänzt. Hinzugefügt wurde eine unabhängig, jedoch analog entstandene Leitlinie zur enteralen Ernährung bei Patienten mit Schlaganfall.

Die DGEM-Leitlinien Enterale und Parenterale Ernährung reflektieren das aktuelle ernährungsmedizinische Wissen zu Fragen der enteralen und parenteralen Ernährungstherapie und fassen für den Anwender im stationären oder ambulanten Bereich zusammen, wann eine künstliche Ernährung indiziert ist und welche Ziele im Hinblick auf Ernährungszustand, Lebensqualität und Outcome erreicht werden können.

Ziel ist es, mit den evidenzbasierten Empfehlungen den Einsatz der künstlichen Ernährung als Therapie-Bestandteil im klinischen Alltag zu stärken. Hierbei sollen auch die Grenzen für die Ausschöpfung berechtigter und gebotener Rationalisierungspotenziale aufgezeigt werden. Ein Anliegen ist auch die Bewahrung der künstlichen Ernährung vor medizinisch nicht vertretbaren Rationierungstendenzen. Selbstverständlich ist eine Adaptation an die jeweiligen lokalen Gegebenheiten („local tailoring") unabdingbar.

Großer Dank gilt den Organisatoren und allen Arbeitsgruppen, hierbei ganz besonders für die Koordination der Leitlinien-Entwicklung Brigitte Herbst, Sylvia Gastell, Dr. Kathrin Krohn, Dr. Kristina Norman, Maria-Angelica Trak-Fellermeier, Dr. Luzia Valentini und Sabine Verwied-Jorky. In der Hoffnung auf eine breite Akzeptanz und Implementierung.

Hamburg, Berlin, Leipzig im Herbst 2007

Georg Kreymann Tatjana Schütz Arved Weimann

# Inhalt

# Entwicklung der DGEM-Leitlinien Enterale und Parenterale Ernährung

*T. Schütz, B. Herbst, L. Valentini, M. Koller*

## Einleitung

Zwischen 2003 und 2007 veröffentlichte die Deutsche Gesellschaft für Ernährungsmedizin e.V. (DGEM) in mehreren Teilen Leitlinien zur enteralen und parenteralen Ernährung (Tab. 1). Die Zielsetzung war, die enterale und parenterale Ernährung auf eine wissenschaftlich fundierte Basis zu stellen und den klinisch oder praktisch tätigen Experten (Arzt, Ernährungsfachkraft, Pflegekraft) evidenzbasierte Empfehlungen zur Durchführung der Ernährungstherapie zu geben. Dies sollte auch Akzente im Sinne einer Qualitätssicherung setzen.

**Tab. 1** Leitlinien-Entwicklung der DGEM

| | | |
|---|---|---|
| 2003 | Leitlinie Enterale Ernährung [2] | www.dgem.de |
| 2004 | Leitlinie Enterale Ernährung Teil 2 [3] | www.dgem.de |
| 2006 | ESPEN guidelines on Enteral Nutrition [4,5] | www.espen.org |
| 2007 | Leitlinie Parenterale Ernährung [6] | www.dgem.de |
| 2007 | Leitlinie Enterale Ernährung bei Patienten mit Schlaganfall [11] | www.dgem.de |

Im Jahr 2006 war es möglich, in Zusammenarbeit mit der Europäischen Gesellschaft für Klinische Ernährung und Stoffwechsel (ESPEN) die Leitlinie Enterale Ernährung zu überarbeiten und auf europäisches Niveau anzuheben. Die darin erarbeiteten Empfehlungen stehen als Rückübersetzung ins Deutsche zur Verfügung [5].

Das vorliegende Buch präsentiert die Statements mit Empfehlungsgraden der verschiedenen Leitlinien in zwölf krankheitsspezifischen Kapiteln sowie in neun Kapiteln zu Grundlagen der Ernährungstherapie. Ergänzt werden diese Kapitel durch Leitlinien-basierte Algorithmen zur Durchführung der Ernährungstherapie und durch zwei neu erstellte Anhänge zum Ernährungs-Assessment und zu ökonomischen, rechtlichen und ethischen Gesichtspunkten. Die Kommentare stehen in den Vollversionen der einzelnen Leitlinien zur Verfügung.

## Experten

Insgesamt waren 200 ausgewiesene deutsche und europäische Experten (Ärzte, Apotheker, Ernährungsfachkräfte, Pflegepersonal) aus dem Bereich der klinischen Ernährung an der Leitlinien-Erstellung in 46 multidisziplinär zusammengesetzten Arbeitsgruppen beteiligt. Alle Experten arbeiteten ehrenamtlich ohne Honorar und waren zum Zeitpunkt der Leitlinienentwicklung nicht bei einem pharmazeutischen Unternehmen beschäftigt. Jeder Experte erklärte mögliche Interessenskonflikte in schriftlicher Form.

## Evidenz- und Empfehlungsgrade

Die Leitlinienentwicklung erfolgte für jeden Leitlinien-Teil in einem strukturierten, Konsensus-basierten Entwicklungsprozess nach einheitlichen Standardkriterien [1] und ist in den jeweiligen Vollversionen der Leitlinien detailliert beschrieben [7–10]. Die Arbeitsgruppen waren für die Literaturrecherche, die Bewertung der Literatur (Tab. 2), die Formulierung der Empfehlungen (Tab. 3) und die erklärenden Kommentare zuständig. Die Stärke einer Empfehlung beruhte sowohl auf dem Evidenzgrad der zugrunde liegenden Studien wie auch auf der Beurteilung durch die Experten. Die Statements wurden in Konsensus-Konferenzen abgestimmt und verabschiedet und bei Bedarf in Delphi-Runden überarbeitet.

**Tab. 2** Evidenz-Härtegrade zur Bewertung von Studien nach ÄZQ [1]

| Härtegrad | Evidenz aufgrund von |
|---|---|
| Ia | Meta-Analysen randomisierter, kontrollierter Studien |
| Ib | mind. einer randomisierten, kontrollierten Studie |
| IIa | mind. einer gut angelegten kontrollierten Studie ohne Randomisation |
| IIb | mind. einer anderen Art von gut angelegter, quasiexperimenteller Studie |
| III | Gut angelegter, nicht-experimenteller, deskriptiver Studien, wie z. B. Vergleichsstudien, Korrelationsstudie, Fall-Kontroll-Studien |
| IV | Berichten der Expertenausschüsse oder Expertenmeinungen und/oder klinischen Erfahrungen anerkannter Autoritäten |

**Tab. 3** Einteilung der Empfehlungsklassen [1]

| Klasse | Evidenzgrade | Erläuterung ist belegt durch: |
|---|---|---|
| A | Ia, Ib | Schlüssige Literatur guter Qualität, die mind. eine randomisierte Studie enthält |
| B | IIa, IIb, III | Gut durchgeführte, nicht randomisierte Studien |
| C | IV | Berichte und Meinungen von Expertenkreisen und / oder klinische Erfahrung anerkannter Autoritäten. Weist auf das Fehlen direkt anwendbarer klinischer Studien guter Qualität hin. |

## Finanzierung

Die Leitlinien-Entwicklung lag inhaltlich und organisatorisch bei der DGEM und bei ESPEN. Firmen der pharmazeutischen Industrie unterstützten finanziell die Leitlinien-Entwicklung (Reisekosten, Konsensuskonferenzen), deren Vertreter waren jedoch von den Sitzungen ausgeschlossen. Dadurch sowie durch separate vertragliche Regelungen war sichergestellt, dass Themen und Inhalte der Leitlinien sowie der Prozess der Leitlinien-Entwicklung nicht durch Firmeninteressen beeinflusst wurden.

## Implementierung und Überarbeitung

Die Leitlinien wurden in den entsprechenden Fachzeitschriften als Vollversion veröffentlicht [2–6, 11] und sind als PDF-Dateien auf den Websites von DGEM und ESPEN frei verfügbar (Tab. 1). Nach den Qualitätskriterien der Arbeitsgemeinschaft Medizinischer Wissenschaftlicher Fachgesellschaften e.V. (AWMF; www.uni-duesseldorf.de/awmf/; www.leitlinien.net) sind die Leitlinien als S3-Leitlinien (Kapitel 1–20) bzw. S2-Leitlinie (Kapitel 21) einzustufen. Da die Menge an wissenschaftlicher Evidenz kontinuierlich zunimmt, sollen die Leitlinien-Empfehlungen in regelmäßigen Abständen durch die DGEM überprüft und bei Bedarf aktualisiert werden.

## Literatur


1. Arbeitsgemeinschaft der wissenschaftlichen medizinischen Fachgesellschaften (AWMF), Ärztliche Zentralstelle für Qualitätssicherung (Hrsg.). Das Leitlinien Manual. Entwicklung und Implementierung von Leitlinien in der Medizin. ZaeFQ 2001;95 (Suppl. 1):1–84.
2. Lochs H, Lübke H, Weimann A (Hrsg.). Leitlinie Enterale Ernährung. Aktuel Ernaehr Med 2003; 28 (Suppl. 1):S1-S121.
3. Lochs H, Volkert D, Krys U (Hrsg.). Leitlinie Enterale Ernährung Teil 2. Aktuel Ernaehr Med 2004;29:187–232.
4. Valentini L, Schütz T, Howard P, Allison S, Pichard C, Lochs H (eds.). ESPEN Guidelines on Enteral Nutrition. Clinical Nutrition 2006;25:177–359.
5. Schütz T, Valentini L, Herbst B, Lochs H. ESPEN-Leitlinien Enterale Ernährung – Zusammenfassung. Aktuel Ernaehr Med 2006;31:196–210.
6. Koletzko B, Jauch K-W, Krohn K, Verwied-Jorky (Hrsg.). Leitlinie Parenterale Ernährung der Deutschen Gesellschaft für Ernährungsmedizin. Aktuel Ernaehr Med 2007;32(Suppl. 1):S1–S133.
7. Herbst B, Koller M. Methodik zur Leitlinien-Entwicklung Enterale Ernährung. Aktuel Ernaehr Med 2003;28(Suppl. 1):S6–S9.
8. Volkert D, Lenzen-Großimlinghaus R, Krys U, Pirlich M, Herbst B, Schütz T, Schröer W, Weinrebe W, Ockenga J, Lochs H. Leitlinie enterale Ernährung der DGEM und DGG: Enterale Ernährung (Trink- und Sondennahrung) in der Geriatrie und geriatrisch-neurologischen Rehabilitation. Aktuel Ernaehr Med 2004;29:198–225.
9. Schütz T, Herbst B, Koller M. Methodology for the development of the ESPEN Guidelines on Enteral Nutrition. Clin Nutr 2006;25:203–209.
10. Koletzko B, Celik I, Jauch KW, Koller M, Kopp IB, Verwied-Jorky A. Leitlinie Parenterale Ernährung der DGEM. 1 Einleitung und Methodik. Aktuel Ernaehr Med 2007;32 (Suppl. 1):S3–S6.
11. Leischker AH, Wirth R, Busch E, Schlegel B, Hahn K, Kondrup J. Enterale Ernährung bei Patienten mit Schlaganfall. Aktuel Ernaehr Med 2007; 32, in press.

# 1 Energieumsatz und Energiezufuhr

*G. Kreymann, M. Adolph, M.J. Müller*

Aktuel Ernaehr Med 2007; 32 (Suppl. 1): S8–S12

## Grundumsatz beim Gesunden

### Schätzung des Grundumsatzes beim Gesunden

- Formel von Harris und Benedict:
  REE Männer = 66,5 + 13,8 × Gewicht (kg) + 5,0 × Länge (cm) – 6,8 × Alter (Jahre)
  REE Frauen = 655 + 9,6 × Gewicht (kg) + 1,8 × Länge (cm) – 4,7 × Alter (Jahre)
- Der Grundumsatz Gesunder kann mit einer Genauigkeit von ± 20 % geschatzt werden.
  → **Evidenzgrad I**
- Als grobe Richtwerte für den Ruheenergieumsatz können gelten:
  - 20–30 Jahre: 25 kcal/kg KG/Tag,
  - 30–70 Jahre: 22,5 kcal/kg KG/Tag,
  - > 70 Jahre: 20 kcal/kg KG/Tag.

  → **Empfehlung Grad C**

## Energieumsatz bei Kranken

### Komponenten des Energieumsatzes bei Kranken

- Der Gesamtenergieumsatz von Kranken liegt in der Regel nur 0–7 % über dem Grundumsatz.
  → **Evidenzgrad I**

### Krankheitsbedingte Veränderungen des Energieumsatzes

- Einige Erkrankungen – vor allem Sepsis, Trauma und Verbrennungen – führen zu klinisch relevanten Steigerungen des Ruheenergieumsatzes von 40–60 %.
  → **Evidenzgrad I**

### Zeitliche Variabilität im Krankheitsverlauf

- Die Steigerung des Energieumsatzes bei kritisch Kranken ist keine konstante, sondern eine dynamische Größe, die vom Verlauf und vom Schweregrad der

Erkrankung abhängt. Eine fixe Formel sollte deshalb nicht angewandt werden.
→ **Evidenzgrad I**

- Eine klinische Verschlechterung im Sinne der Ausbildung eines Schocks, einer schweren Sepsis oder eines septischen Schocks geht mit einer relativen Abnahme des Energieumsatzes einher.
→ **Evidenzgrad I**

## Bestimmung der Energiezufuhr in Abhängigkeit vom Gesamtenergieumsatz

### Energieumsatz und -zufuhr

- Der aktuelle gemessene oder geschätzte Energieumsatz muss nicht automatisch auch die Zielvorgabe für die Energiezufuhr sein.
→ **Empfehlung Grad C**

### Bestimmung der Energiezufuhr

- Überwiegend immobile Patienten, deren Erkrankung zu keiner relevanten Veränderung des Ruheenergieumsatzes führt und die keine Zeichen der Mangelernährung aufweisen, sollten zunächst eine Energiezufuhr erhalten, die dem 1-Fachen des aktuell gemessenen oder geschätzten Ruheenergieumsatzes entspricht. Die Energiezufuhr kann je nach Toleranz auf das 1,2-Fache des Grundumsatzes gesteigert werden.
→ **Empfehlung Grad C**

### Energiezufuhr bei Mangelernährung

- Überwiegend immobile Patienten in einem Zustand nach Mangelernährung sollten eine Energiezufuhr erhalten, die nach schrittweiser Steigerung dem 1,1- bis 1,3-Fachen des aktuellen Ruheenergieumsatzes entspricht.
→ **Empfehlung Grad C**
Allerdings sollte dieser Wert erst über einen längeren Zeitraum angestrebt werden.

## Energiezufuhr beim kritisch Kranken

### Bestimmung der Energiezufuhr

- Eine Hyperalimentation sollte bei kritisch Kranken im Akutstadium der Erkrankung nicht durchgeführt werden.
→ **Empfehlung Grad A**

**Energiezufuhr im Akutstadium**

- Beim kritisch Kranken sollte im Akutstadium die zugeführte Energie im Bereich des aktuellen Gesamtenergieumsatzes oder sogar leicht darunter liegen.
  → **Empfehlung Grad B**
- Bei kritisch Kranken, die das Akutstadium überwunden haben, sollte die Energiezufuhr schrittweise auf das 1,2-Fache (bei gleichzeitiger Mangelernährung bis auf das 1,5-Fache) des aktuellen Energieumsatzes gesteigert werden.
  → **Empfehlung Grad C**

# 2 Aminosäuren

*J. Stein, H.-J. Böhles, I. Blumenstein, C. Goeters, R.J. Schulz*

Aktuel Ernaehr Med 2007; 32 (Suppl. 1): S13–S17

### Indikation und Kontraindikation

- Bei parenteraler Ernährung sollten stets Aminosäuren infundiert werden.
  → **Empfehlung Grad A**
- Kontraindikationen gegen eine Infusion von Standardaminosäurelösungen sind angeborene Stoffwechselstörungen der Aminosäuren (z.B. Phenylketonurie, Ahornsirupkrankheit, Zystinurie) sowie schwere Aminosäureverwertungsstörungen (z.B. schwere Leberfunktionsstörungen). Hier müssen ggf. spezifisch adaptierte Aminosäurelösungen eingesetzt werden.
  → **Empfehlung Grad A**

## Zusammensetzung

### Aminosäurelösungen

- Keine der derzeit erhältlichen Aminosäurelösungen erfüllt bzgl. ihres Gehaltes an entbehrlichen und unentbehrlichen Aminosäuren alle physiologischen Anforderungen (Tab. 2.1).

## Bedarf

### Basisbedarf Erwachsene

- Für den erwachsenen, total parenteral ernährten Patienten in ausgeglichenem Stoffwechselzustand und mit normaler Organfunktion wird unabhängig von Alter und Geschlecht eine Aminosäurezufuhr von 0,8 g/kg KG/Tag empfohlen.
  → **Empfehlung Grad B**
- Je nach metabolischen Erfordernissen kann diese auf 1,2–1,5 g/kg KG/Tag,
  → **Empfehlung Grad A**
- in Ausnahmefällen auf auch auf 2,0 bzw. 2,5 g/kg KG/Tag gesteigert werden.
  → **Empfehlung Grad C**
- Zur Gewährleistung einer optimalen Utilisation von Aminosäuren sollten ausreichend Nichtstickstoff-Energieträger zugegeben werden. Bei norma-

**Tab. 2.1** Altersabhängige empfohlene Zufuhr für unentbehrliche Aminosäuren (mg/kg KG/Tag) (nach 1)

| Aminosäure | ≥ 19 Jahre | Schwangere | Stillende |
|---|---|---|---|
| Histidin | 14 | 18 | 19 |
| Isoleucin | 19 | 25 | 30 |
| Leucin | 42 | 56 | 62 |
| Lysin | 38 | 51 | 52 |
| Methionin + Cystein | 19 | 25 | 26 |
| Phenylalanin + Tyrosin | 33 | 44 | 51 |
| Threonin | 20 | 26 | 30 |
| Tryptophan | 5 | 7 | 9 |
| Valin | 24 | 31 | 35 |

lem Stoffwechsel wird ein Stickstoff/Kalorien-Verhältnis von 1 : 130 bis 1 : 170 (g N/kcal) bzw. 1 : 21 bis 1 : 27 (g AS/kcal) empfohlen.
→ **Empfehlung Grad A**

## Bedingt unentbehrliche Aminosäuren

### Glutamin

- Kritisch kranke Patienten (inkl. Verbrennungs- und Traumapatienten) ohne enterale Ernährung sollten im Rahmen der parenteralen Ernährung in ausreichendem Maße Glutamindipeptid (0,3–0,4 g/kg KG/Tag = 0,20–0,26 g Glutamin /kg KG/Tag) erhalten.
→ **Empfehlung Grad A**
- Zum Einsatz bei akuter Pankreatitis kann aufgrund der derzeit vorliegenden Datenlage keine Empfehlung ausgesprochen werden.
→ **Empfehlung Grad C**
- Eine Empfehlung zum Einsatz von Glutamin in der parenteralen Ernährung von Patienten nach Knochenmarkstransplantation sowie beim Neugeborenen kann aufgrund der uneinheitlichen und begrenzten Datenlage nicht gegeben werden.
→ **Empfehlung Grad C**
- Glutamin sollte parenteral, wenn indiziert, in Form von Dipeptiden verabreicht werden.
→ **Empfehlung Grad A**

**Arginin**

- Der Einsatz von Arginin als Supplement in der parenteralen Ernährung beim Erwachsenen ist derzeit nicht gerechtfertigt.
  → **Empfehlung Grad C**

**N-acetylierte Aminosäuren**

- Basierend auf den heute verfügbaren Daten muss angenommen werden, dass N-acetylierte Aminosäuren beim Menschen eingeschränkt verstoffwechselt werden und ihnen daher als alternative Aminosäurequellen in der klinischen Ernährung derzeit nur begrenzt Bedeutung zukommt.
  → **Empfehlung Grad B**
- N-Acetylcystein wird zur Vermeidung der kontrastmittelinduzierten Nephropathie empfohlen.
  → **Empfehlung Grad A**

**Glycin, verzweigtkettige Aminosäuren, Ornithin-α-Ketoglutarat**

- Für eine generelle Verwendung von Aminosäurelösungen mit einem erhöhten Gehalt von Glycin und verzweigtkettigen Aminosäuren wie auch für Ornithin-α-Ketoglutarat besteht keine gesicherte Indikation.
  → **Evidenzgrad I**
- Die Wirksamkeit von Aminosäurelösungen mit erhöhtem Anteil an verzweigtkettigen Aminosäuren in der Behandlung der hepatischen Enzephalopathie (III–IV) gilt als erwiesen, weshalb diese Lösungen empfohlen werden (s. Kapitel 15 „Lebererkrankungen“, S. 70).
  → **Empfehlung Grad A**

## Literatur

1. Deutsche Gesellschaft für Ernährung, Österreichische Gesellschaft für Ernährung, Schweizerische Gesellschaft für Ernährungsforschung, Schweizerische Vereinigung für Ernährung (D-A-CH). Referenzwerte für die Nährstoffzufuhr. Frankfurt: Umschau Braus GmbH, 2000.

# 3 Kohlenhydrate

*U. Bolder, C. Ebener, H. Hauner, K.-W. Jauch, G. Kreymann, J. Ockenga, K. Träger*

Aktuel Ernaehr Med 2007; 32 (Suppl. 1): S18–S21

**Kohlenhydratgabe**

- Bei jeder parenteralen Ernährung sollen Kohlenhydrate infundiert werden.
  → **Empfehlung Grad A**

**Art der zu verabreichenden Kohlenhydrate**

- Als Standardkohlenhydratlösung soll Glucose infundiert werden.
  → **Empfehlung Grad C**
- Der Zuckeraustauschstoff Xylit wird aufgrund der kontroversen Datenlage nicht generell empfohlen.
  → **Empfehlung Grad C**
- Fructoselösungen sollen zur parenteralen Ernährung nicht eingesetzt werden.
  → **Empfehlung Grad A**

**Kohlenhydratanteil und Blutzuckerspiegel**

- In der Regel sollten etwa 60 % der Nichteiweißenergie als Kohlenhydrate zugeführt werden.
  → **Empfehlung Grad C**
- Die Einhaltung einer Normoglykämie ist anzustreben.
  → **Empfehlung Grad A**
- Wenn die klinische Gesamtsituation es zulässt, sollten die Blutglucosespiegel im Bereich von 80–110 mg/dl stabilisiert werden.
  → **Empfehlung Grad A**
  Mindestens sollte jedoch ein Wert von unter 145 mg/dl erreicht werden, da bereits ein Unterschreiten dieses Grenzwertes mit einer verminderten Morbidität und Mortalität verbunden ist.
  → **Empfehlung Grad A**

**Kontraindikation – Hyperglykämie**

- Eine Hyperglykämie kann neben der Insulingabe die Reduktion der Kohlenhydratzufuhr in der parenteralen Ernährung, ggf. bis hin zur zeitweiligen Unterbrechung der Kohlenhydratzufuhr, erfordern.
  → **Empfehlung Grad C**

- Zur Vermeidung von Hyperglykämien kann der Einsatz von Insulin unabdingbar sein. Dies erfordert engmaschige Blutzuckerkontrollen.
  → **Empfehlung Grad B**

- Das Auftreten von Hypoglykämien < 54 mg/dl (3 mmol/l) ohne extensive Insulinzufuhr ist wahrscheinlich mit der Erkrankungsschwere korreliert. Bei intensivierter Insulintherapie werden derartige Hypoglykämien insbesondere bei septischen Patienten häufiger beobachtet als bei konventioneller Insulintherapie. Sie treten bei Verwendung von erprobten Algorithmen zur Insulingabe seltener auf als nach freier Dosierung von Insulin. Prinzipiell sollten Hypoglykämien so schnell wie möglich in den Zielbereich zurückgeführt werden. Hierfür kann die zusätzliche intravenöse Zufuhr von Glucose (5–40 %) erforderlich werden.
  → **Empfehlung Grad A**

# 4 Lipidemulsionen

*M. Adolph, A. Heller, T. Koch, B. Koletzko, K. G. Kreymann, K. Krohn, E. Pscheidl, M. Senkal*

Aktuel Ernaehr Med 2007; 32 (Suppl. 1): S22–S29

## Charakteristika des Lipidstoffwechsels beim kritisch Kranken

- Eine fettfreie parenterale Ernährung kann innerhalb von etwa einer Woche zu subnormalen Serumspiegeln essenzieller Fettsäuren führen.
  → **Evidenzgrad IIb**
- Spätestens nach einwöchiger parenteraler Ernährung ist die Gabe von Lipidemulsionen erforderlich.
  → **Empfehlung Grad C**
- Bei gleicher Energiezufuhr erhöht eine fettarme parenterale Ernährung mit hoher Glucosezufuhr das Risiko für Hyperglykämien.
  → **Evidenzgrad Ia**
- Bei parenteral ernährten Patienten mit Neigung zur Hyperglykämie sollte eine Erhöhung des Verhältnisses zwischen Lipid- und Glucosezufuhr erwogen werden.
  → **Empfehlung Grad C**

## Osmolarität/periphervenöse Applikation

- Die Infusion von Lipidemulsionen kann über mehrere Tage hinweg auch periphervenös erfolgen.
  → **Empfehlung Grad C**
- Die Infusion von Lipidemulsionen stellt kein eigenständiges, klinisch relevantes Infektionsrisiko dar.
  → **Evidenzgrad IV**

## Fettinfusion, Lipidperoxidation und Antioxidanzien

- Mit der parenteralen Gabe von Lipidemulsionen sollte regelmäßig auch biologisch aktives Vitamin E (α-Tocopherol) zugeführt werden.
  → **Empfehlung Grad B**
- Die parenterale Lipidzufuhr sollte in der Regel etwa 25–40 % der parenteralen Nichtprotein-Energiezufuhr betragen, kann aber bei kritisch Kranken bis auf 50 % der Nicht-Protein-Energie-Zufuhr angehoben werden.
  → **Empfehlung Grad C**
- Die empfohlene Tagesdosis für die parenterale Gabe von Lipidemulsionen bei Erwachsenen liegt im Allgemeinen zwischen 0,7 und 1,3 g Triglyce-

ride/kg KG/Tag und kann bei hohem Energiebedarf auf 1,5 g/kg KG/Tag erhöht werden.

→ **Empfehlung Grad C**

- Unter parenteraler Lipidinfusion sollte eine Triglyceridkonzentration über 400 mg/dl (4,6 mmol/l) in der Regel zur Dosisreduktion, eine Triglyceridkonzentration über 1000 mg/dl (11,4 mmol/l) in der Regel zur Unterbrechung der Lipidinfusion führen.

  → **Empfehlung Grad C**
- Eine Lipidinfusion zum Zwecke der parenteralen Ernährung ist bei schwerer Hyperlipidämie (z. B. durch hereditäre oder erworbene Störungen der Triglyceridhydrolyse), bei schwerer metabolischer Azidose mit beeinträchtigter Lipidutilisation sowie bei Verbrauchskoagulopathie (ab DIC-Stadium III) nicht indiziert.

  → **Empfehlung Grad C**
- Bei akut kranken Patienten sollte die Lipidinfusion über einen längeren Zeitraum (in der Regel mindestens 12 Stunden) verabreicht werden. Je kritischer die Stoffwechselsituation ist, umso eher ist eine kontinuierliche Applikation der gewünschten Fettmenge (über etwa 24 Stunden) zu empfehlen. Insbesondere bei stabilen langzeit- bzw. heimparenteral ernährten Patienten können bei metabolischer Toleranz auch kürzere Infusionszeiten gewählt werden.

  → **Empfehlung Grad C**
- Für die parenterale Lipidgabe werden Emulsionen mit niedriger Phospholipid/Triglycerid-Ratio empfohlen.

  → **Empfehlung Grad B**
- Emulsionen auf Sojaölbasis können zur Deckung des Energie- und Nährstoffbedarfes dienen. Mischungen von Sojaöl mit anderen Ölen wie MCT oder Olivenöl führen zu günstigeren metabolischen Parametern und tragen dazu bei, eine als überhöht angesehene Zufuhr an Polyenfettsäuren mit Sojabohnenöl zu vermeiden. Emulsionen auf der Basis von Fischöl oder mit Fischölanteil weisen zusätzliche antiinflammatorische Effekte auf und bieten das Potenzial eines entsprechend gezielten Einsatzes.

  → **Empfehlung Grad C**

# 5 Wasser, Elektrolyte, Vitamine und Spurenelemente

*H. K. Biesalski, S. C. Bischoff, H.-J. Böhles, A. Mühlhofer*

Aktuel Ernaehr Med 2007; 32 (Suppl. 1): S30–S34

## Flüssigkeitszufuhr unter parenteraler Ernährung

- Der Flüssigkeitsbedarf liegt für Erwachsene mit normalem Volumenstatus bei ca. 30–40 ml/kg KG/Tag. Kinder haben altersabhängig einen deutlich höheren Flüssigkeitsbedarf pro kg Körpergewicht (s. Kapitel 19 „Neonatologie/Pädiatrie", S. 93).
  → **Empfehlung Grad C**
- Bei Fieber erhöht sich in der Regel der Flüssigkeitsbedarf um ca. 10 ml/kg KG/Tag je 1 °C Temperaturerhöhung über 37 °C.
  → **Empfehlung Grad C**
- Für Patienten mit gestörtem Wasser- oder Elektrolythaushalt (z. B. Schock, Sepsis, Niereninsuffizienz) ist eine gezielte Diagnostik zur Ermittlung des individuellen Flüssigkeitsbedarfes erforderlich.
  → **Empfehlung Grad C**
- Bei der Berechnung der Flüssigkeitszufuhr beim parenteral ernährten Patienten sind neben der parenteralen Ernährung auch die oral und enteral zugeführte Flüssigkeit sowie ggf. eine weitere Infusionstherapie und außergewöhnliche Flüssigkeitsverluste (z. B. Diarrhö) zu berücksichtigen.
  → **Empfehlung Grad C**

## Elektrolytzufuhr unter parenteraler Ernährung

- Bei normalem Flüssigkeits- und Elektrolythaushalt erfolgt die Zufuhr von Elektrolyten initial standardisiert nach allgemeinen Empfehlungen (Tab. 5.1). Vor Beginn der parenteralen Ernährung sollte eine Bestimmung von Serumelektrolytkonzentrationen ($Na^+$, $K^+$, $Ca^{++}$, $Mg^{++}$, Phosphat) erfolgen.
  → **Empfehlung Grad C**
- Elektrolyte werden über die parenterale Ernährung appliziert, sofern die Elektrolytdosierungen im Bereich des normalen Bedarfs liegen.
  → **Empfehlung Grad B**
- Bei deutlich gesteigertem Bedarf sind zusätzliche Zufuhrwege (z. B. über separate Infusionspumpen), insbesondere im Hinblick auf Kompatibilitätsprobleme, unverzichtbar.
  → **Empfehlung Grad C**

**Tab. 5.1** Standardtagesdosierungen von parenteral zugeführten Elektrolyten unter parenteraler Ernährung bei erwachsenen Patienten (nach 1)

| Elektrolyt | Standardtagesdosierung |
|---|---|
| Natrium | 60–150 mmol |
| Kalium | 40–100 mmol |
| Magnesium | 4–12 mmol |
| Calcium | 2,5–7,5 mmol |
| Phosphat | 10–30 mmol |

- Die isolierte Zufuhr von Kalium (1 mval/ml) bzw. NaCl 20 % sollte über einen zentralen Venenkatheder erfolgen.
  → **Empfehlung Grad C**
- Die Elektrolytzufuhr muss im Verlauf der parenteralen Ernährung nach regelmäßig durchzuführenden Laborkontrollen angepasst werden. Bei initial verändertem Elektrolythaushalt (z. B. bedingt durch chronische Diarrhö, rezidivierendes Erbrechen, Niereninsuffizienz etc.) ist eine individuelle Elektrolytzufuhr erforderlich.
  → **Empfehlung Grad A**

**Substitution von Vitaminen und Spurenelementen bei parenteraler Ernährung unter Standardbedingungen**

- Vitamine und Spurenelemente sollten bei total parenteral ernährten Patienten parenteral verabreicht werden.
  → **Empfehlung Grad C**
- Substitution von Vitaminen und Spurenelementen sollten bei parenteraler Ernährung grundsätzlich erfolgen, sofern keine Kontraindikationen bestehen. Ab einer Dauer der parenteralen Ernährung von > 1 Woche ist die Supplementation von Vitaminen und Spurenelementen obligat.
  → **Empfehlung Grad C**
- Aufgrund der eingeschränkten Möglichkeiten zur Festlegung des individuellen Bedarfs erfolgt die Substitution von Vitaminen und Spurenelementen in der Regel standardisiert. Es sollten möglichst alle in der normalen Ernährung enthaltenen Vitamine und Spurenelemente substituiert werden, soweit sie zur parenteralen Substitution verfügbar sind.
  → **Empfehlung Grad C**
- Die Menge der täglich zuzuführenden Vitamine und Spurenelemente orientiert sich an allgemeinen Empfehlungen der Fachgesellschaften zur oralen Ernährung (Tab. 5.2 und Tab. 5.3).
  → **Empfehlung Grad A**

**Tab. 5.2** Schätzwerte für den Tagesbedarf an parenteral zugeführten Vitaminen und Spurenelementen unter parenteraler Ernährung bei erwachsenen Patienten (nach 1, 2)

| Vitamine und Spurenelemente | Geschätzter Tagesbedarf |
|---|---|
| Vitamin $B_1$ (Thiamin) | 6 mg |
| Vitamin $B_2$ (Riboflavin) | 3,6 mg |
| Vitamin $B_6$ (Pyridoxin) | 6 mg |
| Vitamin $B_{12}$ (Cobalamin) | 5 µg |
| Pantothensäure | 15 mg |
| Niacin | 40 mg |
| Biotin | 60 µg |
| Folsäure | 600 µg |
| Vitamin C (Ascorbinsäure) | 200 mg |
| Vitamin A | 3300 IU (= 1 mg) |
| Vitamin D | 200 IU |
| Vitamin E | 10 IU (= 9,1 mg) |
| Vitamin K | 150 µg |
| Chrom | 10–20 µg (= 0,05–0,10 µmol) |
| Kupfer | 0,3–1,2 mg (= 4,7–18,8 µmol) |
| Jod | 70–140 µg (= 0,54–1,08 µmol) |
| Eisen | 1–1,5 mg (= 18–27 µmol) |
| Mangan | 0,2–0,8 mg (= 3,6–14,6 µmol) |
| Selen | 20–80 µg (= 0,25–1,0 µmol) |
| Zink | 2,5–4 mg (= 38–61 µmol) |

*Anmerkung: Die hier angegebenen Werte entsprechen den Empfehlungen der amerikanischen Fachgesellschaft („Technical Review" der AGA [1]). Die Werte weichen z. T. beträchtlich von den Empfehlungen zur oralen Ernährung der deutschsprachigen Fachgesellschaften (D-A-CH) (3) ab. Eine Erklärung für die Diskrepanzen zwischen den Empfehlungen ist ausstehend.*

**Rationale zur Abweichung von den Standardbedingungen bei der Substitution von Vitaminen und Spurenelementen**

➤ Unter bestimmten Voraussetzungen kann eine gegenüber der Standardzufuhr deutlich veränderte Zufuhr von Vitaminen und Spurenelementen indiziert sein (Tab. 5.4).
→ **Empfehlung Grad C**

**Tab. 5.3** Schätzwerte für den Tagesbedarf an parenteral zugeführten Vitaminen und Spurenelementen unter parenteraler Ernährung bei Säuglingen und Kindern (nach 4, 5)

| Element | Säuglinge (µg/kg KG/Tag) | | Kinder (µg/kg KG/Tag bzw. [Maximum µg/Tag]) | |
|---|---|---|---|---|
| | Frühgeborene | Reifgeborene | | |
| Zink | 400 | 250 < 3 Mo<br>100 > 3 Mo | 50 | [5000] |
| Kupfer* | 20 | 20 | 20 | [300] |
| Selen** | 2,0 | 2,0 | 2,0 | [30] |
| Chrom** | 0,2 | 0,2 | 0,2 | [5,0] |
| Mangan* | 1,0 | 1,0 | 1,0 | [50] |
| Molybdän** | 0,25 | 0,25 | 0,25 | [5,0] |
| Jod | 1,0 | 1,0 | 1,0 | [1,0] |

** nicht bei Cholestase, ** nicht bei renaler Dysfunktion*

**Tab. 5.4** Risikokonstellationen für einen möglichen Mehrbedarf an Vitaminen und Spurenelementen

| Krankheit | Postulierte betroffene Mikronährstoffe |
|---|---|
| Trauma | Vitamin C und E, Zink |
| Sepsis | Selen, Vitamin C und E? |
| Verbrennung | Vitamin C, Zink, Kupfer und Selen |
| ARDS | Vitamin C?<br>N-Acetylcystein? |
| Terminale Niereninsuffizienz | wasserlösliche Vitamine, z. B. Vitamin C, Cave: Risiko der Oxalatbildung |
| Wernecke-Enzephalopathie | Thiamin (sofern eine Risikokonstellation vorliegt: Alkoholismus, Dialyse, Malassimilation) |
| Lebererkrankungen | cholestatische Lebererkrankungen: insbesondere fettlösliche Vitamine A, D, E, K<br>Alkoholkrankheit: z. T. ubiquitärer Mikronährstoffmangel durch Fehlernährung |
| Fortgeschrittene Leberzirrhose | Elektrolytverschiebungen ($Na^+$, $K^+$, $Ca^{++}$, $Mg^{++}$) sowie Zinkmangel |

## Literatur

1. Koretz RL, Lipman TO, Klein S. AGA technical review on parenteral nutrition. Gastroenterology 2001; 121: 970–1001
2. Food and Drug Administration (FDA). Parenteral Multivitamin Products; Drugs for Human Use; Drug Efficacy Study Implementation; Amendment. Federal Register 2000; 65: 21200–21201
3. Deutsche Gesellschaft für Ernährung, Österreichische Gesellschaft für Ernährung, Schweizerische Gesellschaft für Ernährungsforschung, Schweizerische Vereinigung für Ernährung (D-A-CH). Referenzwerte für die Nährstoffzufuhr. Frankfurt: Umschau Braus GmbH 2000
4. No authors listed. Guidelines for essential trace element preparations for parenteral use. A statement by an expert panel. AMA Department of Foods and Nutrition. JAMA 1979; 241: 2051–2054
5. Greene HL, Hambidge KM, Schanler R, Tsang RC. Guidelines for the use of vitamins, trace elements, calcium, magnesium, and phosphorous in infants and children receiving total parenteral nutrition: report of the Subcommittee on Pediatric Parenteral Nutrient Requirements from the Committee on Clinical Practice Issues of the American Society for Clinical Nutrition. Am J Clin Nutr 1988; 48: 1324–1342

# 6 Organisation, Verordnung, Zubereitung und Logistik der enteralen und parenteralen Ernährung im Krankenhaus und zu Hause; die Rolle von Ernährungsteams

*S. C. Bischoff, L. Kester, R. Meier, R. Radziwill, B. Schwab, P. Thul*

Aktuel Ernaehr Med 2007; 32 (Suppl. 1): S35–S40

Siehe hierzu auch Kapitel 8 „Praktische Handhabung von AIO-Mischungen", S. 25

## Ernährungsteam

### Organisation der enteralen und parenteralen Ernährung im Krankenhaus

- Die enterale und parenterale Ernährung im Krankenhaus sollte standardisiert werden und soweit möglich in Konsultation mit einem spezialisierten Ernährungsteam durchgeführt werden.
  → **Empfehlung Grad C**
- In Krankenhäusern sollten Ernährungsteams etabliert werden, weil sie die Effektivität und die Effizienz in der Durchführung der enteralen und parenteralen Ernährung erhöhen.
  → **Empfehlung Grad A**
- Das Ernährungsteam sollte in enger Absprache mit dem ärztlichen und pflegerischen Stationspersonal arbeiten.
  → **Empfehlung Grad C**

### Zusammensetzung des Ernährungsteams

- Ein Ernährungsteam für künstliche Ernährung soll in allen Krankenhäusern etabliert werden und sollte sich aus allen auf diese Thematik spezialisierten Fachkräften wie Ärzten, Pflege- und Ernährungsfachkräften (Diätassistentinnen, Ernährungswissenschaftler) zusammensetzen; fakultativ sind nach Möglichkeit auch Apotheker, technische Assistenten und Arzthelferinnen im Ernährungsteam tätig.
  → **Empfehlung Grad C**
- Die Größe des Teams ist abhängig von der Krankenhausgröße, dem Schwerpunkt des Krankenhauses, der Zahl der betreuten Patienten, dem Budget und anderen Aktivitäten des Teams.
  → **Empfehlung Grad C**
- Die Aufgaben des Teams umfassen die Prüfung der Indikation zur enteralen bzw. parenteralen Ernährung, die Erfassung des Ernährungszustandes und

der metabolischen Situation zu Beginn und im Verlauf der künstlichen Ernährung, die Erstellung und Anpassung des enteralen Kostaufbaus bzw. der parenteralen Rezeptur bzw. die Auswahl des Fertigbeutels sowie die Überwachung der Sterilität, Kompatibilität und Stabilität des parenteralen Ernährungsbeutels. Das Team schlägt dem behandelnden Arzt den Zeitpunkt der Beendigung der künstlichen Ernährung vor, es plant den enteralen oder oralen Kostaufbau bzw. es bereitet die heimenterale bzw. heimparenterale Ernährung vor. Insbesondere achtet das Team auf die Durchführung der künstlichen Ernährung nach neuesten wissenschaftlichen Erkenntnissen und Leitlinien. Zu den Aufgaben des Teams gehört auch die Schulung des Personals sowie der Patienten bzw. deren Angehörigen.
→ **Empfehlung Grad C**

### Indikationsstellung zur künstlichen Ernährung

- Die Indikation zu medizinischen Maßnahmen einschließlich der parenteralen Ernährung muss durch den behandelnden Arzt gestellt werden, die Indikation zur enteralen Ernährung sollte durch einen Arzt – möglichst in Abstimmung mit einer Ernährungsfachkraft (z.B. Diätassistentin, Ökotrophologin) – gestellt werden.
- Das Ernährungsteam sollte in die Entscheidungen zur enteralen und parenteralen Ernährung mit einbezogen werden, insbesondere wenn es sich um Grenzfälle und Individualabwägungen handelt.
  → **Empfehlung Grad C**

### Heimparenterale Ernährung

- Eine Indikation zur heimparenteralen Ernährung liegt vor, wenn
  1. der Patient nicht in der Lage ist, sich ausreichend oral oder enteral zu ernähren,
  2. keine anderen Gründe gegen eine Entlassung des Patienten aus dem Krankenhaus sprechen,
  3. die ärztliche Einschätzung einen mindestens 4-wöchigen Zeitraum für die heimparenterale Ernährung erwarten lässt,
  4. der Patient die Maßnahme wünscht bzw. einverstanden ist und
  5. anzunehmen ist, dass durch die Maßnahme der Krankheitszustand oder die Lebensqualität gebessert bzw. erhalten werden.

  → **Empfehlung Grad C**
- Die Indikation muss durch den behandelnden Arzt gestellt und sollte durch das Ernährungsteam bestätigt und begleitet werden.
  → **Empfehlung Grad B**

### Heimenterale Ernährung

- Eine Indikation zur heimenteralen Ernährung liegt vor, wenn (analog zur Indikation zur heimparenteralen Ernährung):
  1. der Patient nicht in der Lage ist, sich ausreichend oral zu ernähren (nach eingehender Prüfung!),
  2. die o.g. Punkte 2–5 entsprechend erfüllt sind.

## Zubereitung und Durchführung

### Zubereitung der parenteralen Ernährungsbeutel

- Generell sind „All-in-One"-Beutel für die parenterale Ernährung im Krankenhaus zu bevorzugen.
  → **Empfehlung Grad B**
- „All-in-One"-Beutel können entweder vollständig industriell hergestellt (nach Standardrezepturen hergestellte, haltbare, d.h. echte „All-in-One"-Beutel) oder industriell hergestellt mit der Möglichkeit individueller Zugaben von Mikrosubstraten sein (Mischen der Substrate vor Einsatz des Beutels, Prinzip „Mehrkammerbeutel") oder innerhalb bzw. außerhalb des Krankenhauses nach standardisierter bzw. individueller Rezeptur „on demand" zubereitet werden. Eine generelle Präferenz für eines dieser drei Konzepte gibt es derzeit nicht.
  → **Empfehlung Grad C**
- Hinsichtlich der Kosten ist der Mehrkammerbeutel günstiger als die Zubereitung eines Beutels aus individuellen Komponenten im Krankenhaus.
  → **Empfehlung Grad B**
- Im Krankenhaus hergestellte Ernährungsbeutel sollten zentral in der Krankenhausapotheke unter sterilen Bedingungen gemäß der Leitlinie zur Qualitätssicherung der Bundesapothekerkammer zubereitet werden.
  → **Empfehlung Grad B**
- Notwendige Zusätze von Mikrosubstraten zu Mehrkammerbeuteln müssen aseptisch erfolgen, d.h. nach Möglichkeit am besten unter einer Werkbank (Lamina Airflow) entsprechend den Regeln der Good Medical Practice.
  → **Empfehlung Grad C**

### Standardisierung der Abläufe bei der Durchführung der künstlichen Ernährung

- Standardisierung der Abläufe bei der Durchführung von enteraler und parenteraler Ernährung ist notwendig, weil dadurch die Qualität der Maßnahme erhöht und die Komplikationsraten reduziert werden können.
  → **Empfehlung Grad B**

**Finanzielle Aspekte der künstlichen Ernährung**

- Die adäquate Abrechnung einer künstlichen Ernährung im Krankenhaus erfordert eine interne Leistungsabrechnung.
  → **Empfehlung Grad C**
  Die heimenterale und heimparenterale Ernährung sind grundsätzlich verordnungsfähig und können über die Krankenkassen abgerechnet werden, wobei Zuzahlungen von Patientenseite erforderlich sein können.

**Kostaufbau nach parenteraler Ernährung**

- Nach parenteraler Ernährung sollte grundsätzlich ein enteraler oder oraler Kostaufbau nach standardisiertem Schema erfolgen.
  → **Empfehlung Grad C**
- Ein individueller Kostaufbau, der im Rahmen einer Ernährungsberatung erstellt wird, kann insbesondere bei Patienten mit gastroenterologischen Erkrankungen (z. B. Pankreatitis, Morbus Crohn, Colitis ulcerosa, Leberzirrhose mit Enzephalopathie) bzw. nach langzeitparenteraler Ernährung über 14 Tage notwendig sein.
  → **Empfehlung Grad C**
- Der Kostaufbau der oralen Ernährung beinhaltet eine stufenweise Wiedereinführung der Makro- und Mikronährstoffe.
  → **Empfehlung Grad C**

## Heimenterale und heimparenterale Ernährung

- Heimenterale und heimparenterale Ernährung sind medizinisch etablierte Verfahren zur langfristigen enteralen bzw. parenteralen Ernährung.
  → **Empfehlung Grad A**
- Heimparenterale Ernährung erfordert eine gründliche Aufklärung des Patienten bzw. seines gesetzlichen Vertreters, die Anlage eines geeigneten Kathetersystems (getunnelter ZVK oder Portsystem) und eine umfassende organisatorische Vorbereitung, welche durch das Ernährungsteam erfolgen sollte.
- Heimparenterale Ernährung muss hinsichtlich Komplikationen (z. B. Katheterkomplikationen, metabolische Komplikationen, organisatorische Lücken) und Erfolgsrate (z. B. Gewichtszunahme oder Verbesserung der Lebensqualität) im Verlauf überprüft werden; ggf. muss die Rezeptur angepasst werden. Dies kann entweder durch ein ambulant tätiges Ernährungsteam oder durch den auf diesem Gebiet erfahrenen Hausarzt erfolgen. Die Betreuung des heimparenteralen Patienten sollte möglichst standardisiert erfolgen. Die Indikation zur heimparenteralen Ernährung ist im Verlauf regelmäßig zu überprüfen.
- Analoge Empfehlungen gelten für die heimenterale Ernährung.

# 7 Technik und Probleme der Zugänge in der parenteralen Ernährung

*K. W. Jauch, W. Schregel, Z. Stanga, S. C. Bischoff, P. Braß, W. Hartl, S. Mühlebach, E. Pscheidl, P. Thul, O. Volk*

Aktuel Ernaehr Med 2007; 32 (Suppl. 1): S41-S53

## Zentralvenöser Zugang

- Eine langfristige (> 7–10 Tage), bedarfsadaptierte, parenterale Ernährung ist auf einen suffizienten zentralvenösen Zugangsweg angewiesen.
  → **Empfehlung Grad A**
- Die Indikationsstellung zur Anlage eines venösen Zugangs muss streng erfolgen und der Katheter sollte so früh wie möglich entfernt werden.
  → **Empfehlung Grad A**
- In Abhängigkeit von der voraussichtlichen Dauer der parenteralen Ernährung sollten der Kathetertyp, die Zugangstechnik und die Katheterposition mit dem geringsten Komplikationsrisiko (infektiös und nichtinfektiös) gewählt werden.
  → **Empfehlung Grad A**

### Auswahl der Katheter für den zentralvenösen Zugang

- Für die kurz dauernde Verabreichung von parenteraler Ernährung sollten durch perkutane Punktion einzubringende, zentrale Venenkatheter bevorzugt werden.
  → **Empfehlung Grad A**

### Automatische Infusionspumpen

- Hochkalorische parenterale Ernährung ist bevorzugt über automatische Infusionspumpen zu applizieren.
  → **Empfehlung Grad C**
- Bei pädiatrischen, speziell neonatologischen Patienten ist die parenterale Ernährung stets über Motorspritzenpumpen zu applizieren.
  → **Empfehlung Grad C**

### Infektiöse ZVK-Komplikationen

- Die ZVK-Anlage disponiert zu infektiösen Komplikationen.
  → **Evidenzgrad Ib**
- Zur Reduktion des Infektionsrisikos sind Blutentnahmen aus dem ZVK zu vermeiden.
  → **Empfehlung Grad B**

**Verwendete Katheter/Spülung**

- Für die langzeitparenterale Ernährung, v.a. für ambulante Patienten zu Hause, sollten subkutan tunnelierte Katheter oder implantierte Portsysteme zur Anwendung kommen.
  → **Empfehlung Grad A**
- Bei Applikation der parenteralen Ernährung über ein Portsystem sollte die Portnadel jeden 3. bis 7. Tag ersetzt werden.
  → **Empfehlung Grad B**
- Das Spülen nicht benutzter ZVK oder Portsysteme mit Heparin ist abzulehnen.
  → **Empfehlung Grad A**
- Das Spülen mit physiologischer NaCl-Lösung vor und nach der Applikation der parenteralen Ernährung ist unabdingbar.
  → **Empfehlung Grad A**

**Zugangswege/Katheterlage**

- Bei Erwachsenen ist die V. subclavia aus infektiologischer Sicht der V. jugularis interna und anderen Zugangswegen vorzuziehen.
  → **Empfehlung Grad A**
- Bei pädiatrischen Patienten ist die Infektrate bei Zugängen über die Leiste mit denen anderer Zugangswege vergleichbar.
  → **Empfehlung Grad B**
- Ernährungslösungen sollen über einen ZVK, dessen Spitze in der V. cava superior liegt, verabreicht werden.
  → **Empfehlung Grad C**

**Kontrolle der Katheterlage**

- Eine Röntgenkontrolle sollte nach jeder ZVK-Einlage durchgeführt werden, falls ein Zugang über die V. subclavia benutzt wird, falls Komplikationen bei der Anlage auftraten oder falls kein alternatives Verfahren zur Verifizierung der Katheterposition zur Anwendung kam.
  → **Empfehlung Grad B**
- Die Kathetereinlage unter Ultraschallkontrolle reduziert signifikant die Rate punktionsassoziierter Komplikationen.
  → **Empfehlung Grad A**
- Die EKG-gesteuerte ZVK-Platzierung stellt eine sichere Methode dar.
  → **Evidenzgrad Ia**

**Materialbedingte Probleme**

- Kathetermaterial, Katheterdesign, mechanische Eigenschaften und antiinfektiöses Potenzial korrelieren mit der Komplikationsrate.
  → **Evidenzgrad Ia**

**Hygienemaßnahmen**

- Strenge Asepsis (Mundschutz, Haube, steriler Kittel, sterile Handschuhe) muss bei der Anlage eines ZVK eingehalten werden.
  → **Empfehlung Grad B**
- Vor der Einlage des ZVK sollte die Haut desinfiziert werden.
  → **Empfehlung Grad B**
- Antibiotikaprophylaxe und Verwendung antibiotikahaltiger Salben sind bei der ZVK-Anlage nicht indiziert.
  → **Empfehlung Grad B**

**Abdeckung der Kathetereintrittsstelle**

- Zur Abdeckung der Kathetereintrittsstelle sind sterile Gazen oder sterile, durchsichtige, semipermeable Folien einzusetzen.
  → **Empfehlung Grad A**

**Katheterpflege**

- Die Katheterpflege bei Patienten mit parenteraler Ernährung sollte speziell geschultes Fachpersonal nach definierten Pflegestandards übernehmen.
  → **Empfehlung Grad B**

**ZVK-Wechsel**

- ZVK sollen nicht routinemäßig und bei Infektionsverdacht nicht über den Führungsdraht gewechselt werden.
  → **Empfehlung Grad A**

**Spezielle Katheter**

- Antibiotika- oder silberbeschichtete Katheter sollten nur bei Risikopatienten und bei Hochrisikopflegesituationen eingesetzt werden.
  → **Empfehlung Grad A**

**Antikoagulation**

- Eine niedrig dosierte prophylaktische Antikoagulation mit einem oralen Antikoagulans sollte bei Patienten mit total heimparenteraler Ernährung erfolgen.
  → **Empfehlung Grad B**

**Filter**

- Die Verwendung von In-line-Filtern zur Entfernung von Partikeln ist bei bestimmten Risikogruppen (Kinder, Immunsupprimierte) gesichert, bei Nichtrisikopatienten umstritten.
  → **Empfehlung Grad B**

**Verstopfungen von ZVK oder Portsystem: Maßnahmen**

- ZVK-Verstopfungen können durch Blutgerinnsel, Ausfällungen und/oder Rückstände der Nährlösungskomponenten oder der zugeführten Medikamente zustande kommen.
  → **Empfehlung Grad A**
- Als erste Maßnahme sollte isotonische NaCl-Lösung instilliert werden.
  → **Empfehlung Grad A**

**Infektion von ZVK oder Portsystem** (**Abb. 7.1**)

- Bei Verdacht auf Katheterinfektion sollten als erstes Blutkulturen peripher und aus jedem Katheterlumen gleichzeitig entnommen werden.
  → **Empfehlung Grad A**
- Bei ausgeprägten lokalen Infektzeichen der Insertionsstelle und klinischem Verdacht auf katheterinduzierte Blutstrominfektion ist die ZVK-Neuanlage sofort vorzunehmen.
  → **Empfehlung Grad A**

## Periphervenöser Zugang

- Eine periphervenöse Ernährungstherapie beim Erwachsenen kann durchgeführt werden, wenn die Infusionstherapie nur kurzzeitig (maximal 7–10 Tage) indiziert ist, wenn keine hyperosmolaren Lösungen (> 800 mosm/l) und keine Lösungen mit einer hohen Titrationsazidität bzw. -alkalität (Bicarbonat, Trispuffer) appliziert werden.
  → **Empfehlung Grad B**
- Die periphere Kanüle beim Erwachsenen kann so lange liegen bleiben, wie sie klinisch benötigt wird, es sei denn, an der Einstichstelle treten Entzündungszeichen auf.
  → **Empfehlung Grad A**

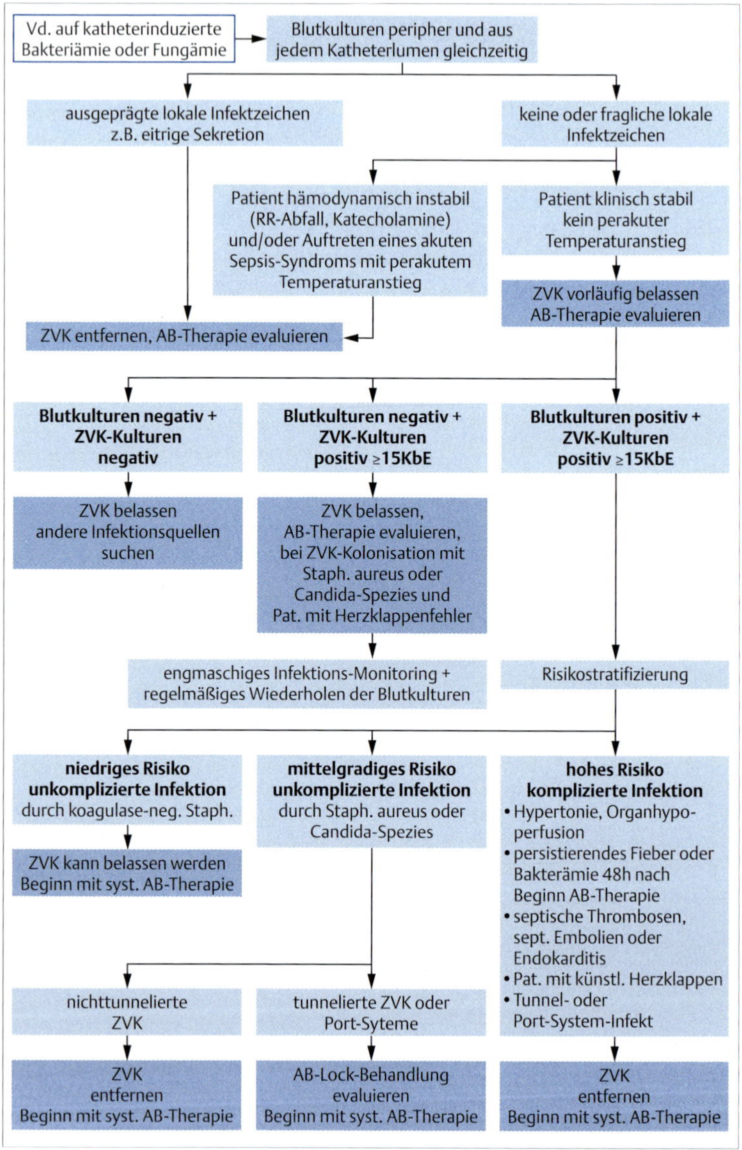


**Abb. 7.1** Vorgehen bei Verdacht auf katherinduzierte Blutstrominfektion. AB: Antibiotika; ZVK: zentralvenöser Katheter.

# 8 Praktische Handhabung von All-in-One (AIO)-Mischungen

*S. Mühlebach, C. Franken, Z. Stanga*

Aktuel Ernaehr Med 2007; 32 (Suppl. 1): S54–S59

Siehe hierzu auch Kapitel 6 „Organisation, Verordnung, Zubereitung und Logistik der enteralen und parenteralen Ernährung im Krankenhaus und zu Hause; die Rolle von Ernährungsteams", S. 16.

## Definition und Stellenwert der AIO-Mischungen

- Bei der parenteralen Ernährung werden Wasser, Energie (Kohlenhydrate und Fett), Aminosäuren, Vitamine und Spurenelemente gemeinsam infundiert.
  → **Empfehlung Grad B**
- Eine sichere, effektive und risikoreduzierte parenterale Ernährung hat sich in Form der All-in-One-Ernährung (AIO-Ernährung), d.h. einer Mischung von Substraten in *einem* Behälter gemäß dokumentierter Stabilität, für praktisch alle Indikationen und Anwendungen etabliert (Abb. 8.1).
  → **Empfehlung Grad B**

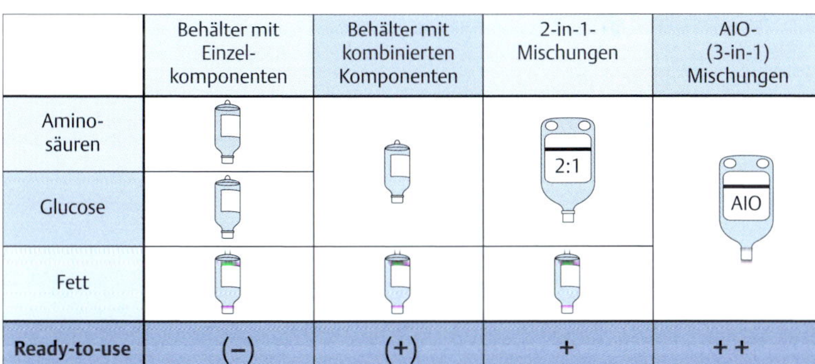


**Abb. 8.1** Zufuhrsysteme für parenterale Ernährung (nach Barnett et al. Parenteral nutrition admixtures. In: Basic in clinical nutrition. 3rd. ed. 2004. Prag: Galen/ESPEN).

## Logistik/Stabilität

### Rolle des Apothekers im Ernährungsteam bei der parenteralen Ernährung

- Die Kooperation eines Apothekers mit dem interdisziplinären Ernährungsteam ist anzustreben und hängt von den spezifischen pharmazeutischen Kenntnissen, dem Wissensstand in klinischer Ernährung und seiner Erfahrung in der klinisch-pharmazeutischen Praxis ab. Eine wesentliche Funktion kommt ihm bei der GMP-konformen Herstellung (Compounding) oder Zubereitung (Ready-to-Use-Bereitstellung und Anpassung vorgefertigter Mischungen) an den individuellen Bedarf zu.
  → **Empfehlung Grad C**

### Physikochemische Stabilität (Erfassung und Dokumentation)

- Die physikochemische Stabilität von AIO-Mischungen ist entscheidend für die Sicherheit und Wirksamkeit einer patientenspezifischen parenteralen Ernährung und erfordert pharmazeutisches Fachwissen, inkl. evtl. eigener Untersuchungen zur (In-)Kompatibilität.
  → **Empfehlung Grad A**
- Die Stabilität muss für eine Applikationsdauer von 24(–48) Stunden dokumentiert werden.
  → **Empfehlung Grad C**
- Eine Selektion/Restriktion der Regime der parenteralen Ernährung im einzelnen Krankenhaus ist sinnvoll.
  → **Empfehlung Grad C**

### Beschriftung

- Die korrekte Beschriftung von patientenspezifisch vorbereiteten Mischungen der parenteralen Ernährung ist notwendig für die Arzneimittelsicherheit.
  → **Empfehlung Grad A**
  Sie muss patienten- und produktspezifische Angaben umfassen (Tab. 8.1).

**Tab. 8.1** Angaben zu Elektrolytzusätzen inklusive Tonizität (adaptiert nach 1)

| Elektrolyt | Standard-PE (mmol/Tag) | Salzform | Tagesdosis mosmol (theor.) |
|---|---|---|---|
| $Na^+$ | 80–100 | NaCl | 160–200 |
| $K^+$ | 60–150 | $KH_2PO_4$<br>KCl | 180–450<br>120–300 |
| $Ca^{++}$ | 2,5–5 | $CaCl_2$<br>Ca (organ.) | 7,5–15<br>2,5–5 |
| $Mg^{++}$ | 8–12 | $MgSO_4$ | 16–24 |

**Aufbewahrung und Transport**

- Die Vorgaben der Aufbewahrung müssen auch während des Transportes kontinuierlich garantiert werden; ggf. ist ein Monitoring notwendig.
  → **Empfehlung Grad A**

**Zugabe von Mikronährstoffen (Spurenelemente und Vitamine)**

- Wegen der meist fehlenden spezifischen Dokumentation der Kompatibilität und Stabilität sollen Mikronährstoffe – soweit praktikabel – bevorzugt getrennt von AIO-Mischungen verabreicht werden,
  → **Empfehlung Grad C**
- auch wenn bei heimparenteraler Ernährung Mikronährstoffe, vor Applikation zur Mischung zugespritzt, ohne primär feststellbare nachteilige Effekte waren.
  → **Empfehlung Grad C**
- Bei dokumentierter Kompatibilität und Stabilität dürfen Spurenelemente und/oder Kombinationspräparate wasserlöslicher bzw. wasserlöslicher/fettlöslicher Vitaminpräparat-Mischungen zur parenteralen Ernährung zugespritzt werden.
  → **Empfehlung Grad B**
- Unter Beachtung der Mikronährstoffstabilität können
  - Spurenelemente bei dokumentierter Kompatibilität den AIO-Mischungen zugesetzt werden,
  → **Empfehlung Grad B**
  - fettlösliche Vitamine als Fettemulsionspräparate lipidhaltigen AIO-Mischungen oder Lipidinfusionen vor der Applikation zugemischt werden.
  → **Empfehlung Grad B**
- Das Zuspritzen von Mikronährstoffen zu Nährmischungen muss unter strenger Asepsis, optimal und GMP-konform im Laminar-Airflow erfolgen; im Krankenhaus auf Station ist das Zuspritzen aus Hygienegründen sehr restriktiv zu handhaben.
  → **Empfehlung Grad A**
- Falls das oben beschriebene Zuspritzen aus außerordentlichen, strukturellen und organisatorischen Gründen nicht möglich sein sollte, kann es im Einzelfall nach pharmazeutischer Anweisung unmittelbar vor der Anwendung und patientennah durch speziell geschultes medizinisch-pharmazeutisches Fachpersonal erfolgen. Dies aufgrund einer ärztlichen Verordnung, unter Beachtung der pharmazeutisch abgeklärten Stabilität und im Sinne der behördlich erlaubten Ready-to-use-Zubereitung (zugelassene Fachinformation). Die Arbeitsschritte sollen in Standard Operating Procedures (SOP) hinterlegt und dokumentiert sein.
  → **Empfehlung Grad C**

## Medikamente

### AIO-Mischungen als Trägerlösung für Medikamente

- AIO-Mischungen sind aufgrund der komplexen Interaktionsmöglichkeiten in der Regel nicht als Träger für Medikamente zu verwenden. Wenn in Ausnahmefällen Medikamentenzusätze notwendig sind, müssen Stabilität und Wirksamkeit dokumentiert werden.
  → **Empfehlung Grad B**

## Literatur

1. Sobotka L, Allison SP, Stanga Z. Water and elektrolytes. In: Sobotka L, Allison SP, Fürst P et al. (eds); Basics in clinical nutrition: Edited for ESPEN Courses. Prague, Czech Republic: Publishing House Galén 2000

# 9 Komplikationen und Monitoring – parenterale Ernährung

*W. Hartl, K. W. Jauch, K. Parhofer, P. Rittler*

Aktuel Ernaehr Med 2007; 32 (Suppl. 1): S60–S68

## Relevanz von Komplikationen bei kurzzeitiger parenteraler Ernährung für die Prognose des Patienten

- Im Vergleich zu einer enteralen bzw. hypokalorisch oralen Ernährung ist die komplette parenterale Ernährung nicht mit einer erhöhten Letalität, Komplikationshäufigkeit insgesamt und Krankenhausverweildauer verbunden.
  → **Evidenzgrad I**

## Komplikationshäufigkeit bei kurzzeit- und langzeitparenteraler Ernährung

- Aufgrund der metabolischen Besonderheiten unter Langzeit-parenteraler Ernährung und durch Probleme durch den venösen Zugang sind bei längerfristiger parenteraler Ernährung spezifische Komplikationen festzustellen (Demineralisierung des Knochens, Katheterinfektionen), die häufiger als bei kurzzeitiger parenteraler Ernährung auftreten.
  → **Evidenzgrad III**

## Refeeding-Syndrom

- Die neu begonnene Ernährung eines Patienten mit ausgeprägter Mangelernährung kann zu schweren klinischen Nebenwirkungen führen, die in ihrer Summe als Refeeding-Syndrom bezeichnet werden.
  → **Evidenzgrad III**

## Intestinale Komplikationen

- Im Gegensatz zu tierexperimentellen Ergebnissen lassen sich bei nicht kritisch kranken Patienten klinisch relevante Veränderungen der Mukosa bzw. der Darmfunktion auch bei längerer parenteraler Ernährung nicht feststellen. Inwieweit dies auch für kritisch kranke Patienten gilt, ist bisher nicht geklärt.
  → **Evidenzgrad II**

### Hepatische und metabolische Komplikationen

- Metabolische und hepatische Komplikationen umfassen Hypertriglyzeridämie, Hyperglykämie, Fettleber, Fettleberhepatitis, Cholestase, Cholezystitis, Cholelithiasis, Osteomalazie und Osteoporose.
  → **Evidenzgrad III**

### Hypertriglyzeridämie

- Hypertriglyzeridämien treten bei ca. 25–50 % der behandelten Patienten auf. Das Ausmaß der Hypertriglyzeridämie hängt von der begleitenden Hyperglykämie, einer gleichzeitig bestehenden Niereninsuffizienz, einer gleichzeitigen Steroidgabe, der Schwere der Erkrankung und der Menge der infundierten Lipide ab.
  → **Evidenzgrad I**
- Eine ausgeprägte Hypertriglyzeridämie (> 1000 mg/dl oder 11,4 mmol/l, meist > 5000 mg/dl oder 57,0 mmol/l) kann wie beim nicht parenteral ernährten Patienten zu einer akuten Pankreatitis führen und die Mikrozirkulation beeinträchtigen.
  → **Evidenzgrad I**
- Es ist unbekannt, ob eine längerfristige Hypertriglyzeridämie im Rahmen von PE mit einem erhöhten kardiovaskulären Risiko assoziiert ist.
- Unter laufender Infusion sollten Plasma-Triglyceridkonzentrationen unter 400 mg/dl (4,6 mmol/l) angestrebt werden.
  → **Empfehlung Grad C**

### Hyperglykämie

- Hyperglykämien treten in bis zu 50 % der mit parenteraler Ernährung behandelten Patienten auf. Wichtige Prädiktoren hierfür sind eine vorbestehende Insulinresistenz oder ein Diabetes mellitus, die Schwere der zugrunde liegenden Erkrankung, eine begleitende Steroidtherapie und die Menge der zugeführten Glucose.
  → **Evidenzgrad III**
- Eine Reihe von Studien belegt, dass die Hyperglykämie bei chirurgischen und internistischen Intensivpatienten bezüglich der Morbidität und Mortalität eine prognostische Bedeutung hat.
  → **Evidenzgrad I**
- Eine normale Blutzuckereinstellung (ca. 80–145 mg/dl) sollte bei kritisch kranken Patienten zur Verbesserung der Prognose angestrebt werden.
  → **Empfehlung Grad A**

### Hepatische Komplikationen

- Unter längerfristiger parenteraler Ernährung sind als klassische hepatologische Komplikationen Fettleber, Fettleberhepatitis, und intrahepatische

Cholestase beschrieben worden. Außerdem können Cholezystitis und Cholelithiasis auftreten. Hepatische Komplikationen sind mit 15–40 % häufig.
→ **Evidenzgrad III**

- Bei Cholestase sollte Ursodeoxycholsäure probatorisch eingesetzt werden.
→ **Empfehlung Grad B**
- Phenobarbital oder Antibiotika haben keinen Effekt gezeigt.
→ **Evidenzgrad II**
- Biliäre Komplikationen sind häufig – nach 6-wöchiger Therapie findet sich bei bis zu 100 % der Patienten Gallengries (Sludge) in der Gallenblase.
→ **Evidenzgrad III**
- Eine mindestens minimale enterale Nahrungszufuhr sollte zur Risikominderung biliärer Komplikationen angestrebt werden.
→ **Empfehlung Grad C**

**Metabolische Knochenerkrankungen**

- Zur Prophylaxe und Therapie einer Osteoporose und Osteomalazie unter parenteraler Ernährung sollte eine möglichst optimale Calcium-, Phosphat- und Vitamin-D-Zufuhr erfolgen.
→ **Empfehlung Grad C**
- Auch Bisphosphonate können zur Therapie einer verminderten Knochendichte unter parenteraler Ernährung eingesetzt werden.
→ **Empfehlung Grad C**

## Überwachung von Komplikationen

**Monitoring der klinischen Effizienz**

- Bei jeder Art von parenteraler Ernährung sollte eine regelmäßige Effizienzkontrolle erfolgen. Die Effizienzkontrolle kann zur Reduktion von ernährungsassoziierten Komplikationen und zur Kostensenkung führen.
→ **Empfehlung Grad A**

**Maßnahmen zur Verhinderung eines Refeeding-Syndroms**

- Zur Vorbeugung eines Refeeding-Syndroms sollten unter parenteraler Ernährung Wasser-, Elektrolyt- und Zuckerhaushalt sowie die kardiozirkuläre Funktion engmaschig überwacht werden.
→ **Empfehlung Grad C**

**Blutzuckerüberwachung**

- Aufgrund einer gesicherten inversen Korrelation zwischen Ausmaß bzw. Dauer der Hyperglykämie und Prognose des Patienten muss in Abhängigkeit vom individuellen Risiko eine engmaschige Blutzuckerkontrolle unter parenteraler Ernährung erfolgen.
→ **Empfehlung Grad A**

**Tab. 9.1** Biophysikalische und biochemische Messgrößen zur Intensivüberwachung von Patienten unter parenteraler Ernährungstherapie (nach 1)

| 1. Klinische Kontrolle |
|---|
| • Neurostatus<br>• Kontrolle auf Ödeme in abhängenden Körperpartien<br>• Klinisch manifeste Zeichen der Mangelernährung<br>• Ausmaß der körperlichen Aktivität |
| **2. Vitalfunktionen** |
| • Atmung: Atemfrequenz, Atemform<br>– Gasaustausch mit $O_2$-Partialdruck, $CO_2$-Partialdruck, Sauerstoffsättigung<br>• Hämodynamik: Herzfrequenz, Blutdrücke systolisch und diastolisch<br>• Reaktionsmilieu: Wasser- und Elektrolytstatus, Säuren-Basen-Status/pH<br>• Parameter des inneren Milieus:<br>– Hämatokrit, Osmolalität, Natrium, Kalium, Glucose, Lactat, Triglyceride<br>• Parameter der Nierenfunktion:<br>– Volumen pro Zeit, Plasmakonzentrationen von Harnstoff und Kreatinin |

## Weitere Überwachungsmaßnahmen

➤ Bei parenteraler Ernährung sind regelmäßige Kontrollen der Serumelektrolyte und der Triglyceride notwendig.
→ **Empfehlung Grad A**

➤ Zusätzliche Überwachungsmaßnahmen sind bei Patienten mit Nierenfunktionsstörungen, bei elektrolytfreier Substratzufuhr, Fettinfusion bzw. bei Intensivpatienten erforderlich (Tab. 9.1).
→ **Empfehlung Grad C**

➤ Das metabolische Monitoring von Patienten unter längerfristiger parenteraler Ernährung sollte nach standardisierten Schemata erfolgen.
→ **Empfehlung Grad C**

## Spezielle Überwachungsmaßnahmen bei langzeitparenteraler Ernährung (Tab. 9.2)

➤ Unter langzeitparenteraler Überwachung sind zusätzlich die metabolischen Determinanten des Knochenstoffwechsels überwachungspflichtig. Variablen des Intermediär-, Elektrolyt- und Spurenelementstoffwechsels bedürfen einer Kontrolle in regelmäßigen Abständen.
→ **Empfehlung Grad C**

## Literatur

1. Grünert A. Überwachung der Patienten mit Ernährungstherapie – Biophysikalische und biochemische Meßgrößen. Klein Anästhesiol Intensivther 1990; 40: 193–195
2. Kelly DC. Guidelines and available products for parenteral vitamins and trace elements. J Parenteral Enteral Nutr 2002; 26: S34–S36

**Tab. 9.2** Laborüberwachungsprogramm bei Patienten unter langzeitparenteraler Ernährung (Mayo-Schema [2])

| Parameter | Probenmaterial | Ausgangswert vor Ernährungsbeginn | Wo. 1 | Wo. 2 | Wo. 3 | Wo. 4 | Wo. 6 | Wo. 8 | Mo. 3 | Mo. 4 | Mo. 5 | Mo. 6 | vierteljährlich | jährlich |
|---|---|---|---|---|---|---|---|---|---|---|---|---|---|---|
| Natrium | P. S. | + | + | + | + | + | + | + | + | + | + | + | + | + |
| Kalium | P. S. | + | + | + | + | + | + | + | + | + | + | + | + | + |
| Chlorid | P. S. | + | + | + | + | + | + | + | + | + | + | + | + | + |
| Bicarbonat | P | + | + | + | + | + | + | + | + | + | + | + | + | + |
| Kreatinin | P. S. | + | + | + | + | + | + | + | + | + | + | + | + | + |
| Harnstoff | S | + | + | + | + | + | + | + | + | + | + | + | + | + |
| Calcium | S | + | | + | | + | | + | + | | + | + | + | + |
| Phosphat | S | + | | + | | + | | + | + | | + | + | + | + |
| Glucose | P. S.VB | + | | + | | + | | + | + | | + | + | + | + |
| Alkalische Phosphatase | S | | | + | | + | | + | + | | + | + | + | |
| Bilirubin (ges. u. dir.) | S | + | | + | | + | | + | + | | + | + | + | + |
| Gesamteiweiß | S | + | | + | | + | | + | + | | + | + | + | + |
| Albumin | S | + | | + | | + | | + | + | | + | + | + | + |
| AST | S | + | | + | | + | | + | + | | + | + | + | + |
| Harnsäure | S | + | | + | | + | | + | + | | + | + | + | + |
| Kupfer | S | + | | | | + | | | + | | | + | + | + |
| Zink | S | + | | | | + | | | + | | | + | + | + |
| Magnesium | S | + | | + | | + | | + | + | | | + | + | + |

**Tab. 9.2** *(Fortsetzung)*

| Parameter | Proben-material | Ausgangswert vor Ernährungsbeginn | Wo. 1 | Wo. 2 | Wo. 3 | Wo. 4 | Wo. 6 | Wo. 8 | Mo. 3 | Mo. 4 | Mo. 5 | Mo. 6 | viertel-jährlich | jähr-lich |
|---|---|---|---|---|---|---|---|---|---|---|---|---|---|---|
| Selen | S | + | | | | + | | | + | | | + | + | + |
| Mangan | S.VB | + | | | | + | | | + | | | + | + | + |
| Ferritin | S | + | | | | | | | + | | | + | + | + |
| Alkalische Phosphatase Isoenzyme | S | + | | | | | | | | | | | | + |
| Prothrombinzeit | P | + | | | | | | | + | | | + | + | + |
| Folsäure | S | + | | | | | | | | | | | | + |
| Vitamin $B_{12}$ | S | + | | | | | | | | | | | | + |
| Vitamin A, E | S | + | | | | | | | | | | | | + |
| Vitamin C | P | | | | | | | | | | | | | + |
| 25-OH-Vitamin D | S | + | | | | | | | | | | | | + |
| Parathormon | S | | | | | | | | | | | | | + |
| Blutbild | VB | + | | + | | + | | + | | + | | + | + | + |
| Kreatinin im Urin | 24-h-Urin | | | | | | | | | | | | | + |
| Calcium im Urin | 24-h-Urin | | | | | | | | | | | | | + |
| Magnesium im Urin | 24-h-Urin | | | | | | | | | | | | | + |
| Natrium im Urin | 24-h-Urin | | | | | | | | | | | | | + |

*P = Plasma, S = Serum, VB = Vollblut*

# 10 Intensivmedizin – enterale Ernährung[1] und parenterale Ernährung[2]

*[1]K. G. Kreymann, M. M. Berger, N. E. P. Deutz, M. Hiesmayr, P. Jolliet, G. Kazandjiev, G. Nitenberg, G. van den Berghe, J. Wernerman*
*DGEM: K. G. Kreymann, C. Ebener, W. Hartl, C. von Heymann, C. Spies*

[1]Clin Nutr 2006; 25 (2): 210–223

*[2]K. G. Kreymann, M. Adolph, W. Druml, K. W. Jauch*

[2]Aktuel Ernaehr Med 2007; 32 (Suppl. 1): S89–S92

*Hinweis: Der Begriff „enterale Ernährung" wird in diesem Kapitel ausschließlich für Sondenernährung verwendet.

## Indikationen

### Indikation zur enteralen Ernährung*

- Für alle Patienten, die sich erwartungsgemäß innerhalb von 3 Tagen nicht vollständig mit normaler Kost ernähren können, wird eine enterale Ernährung* empfohlen.
  → **Empfehlung Grad C**

### Indikation und Zeitpunkt der parenteralen Ernährung bei kritisch Kranken

- Eine parenterale Ernährung sollte nicht durchgeführt werden, wenn eine ausreichende orale oder enterale Ernährung möglich ist.
  → **Empfehlung Grad C**
- Kritisch Kranke ohne Zeichen der Mangelernährung, die voraussichtlich < 5 Tage nicht ausreichend enteral ernährt werden können, bedürfen keiner vollen parenteralen Ernährung, sollten aber zumindest eine basale Glucosezufuhr (150–200 g) erhalten.
  → **Empfehlung Grad B**
- Kritisch Kranke sollten von Anbeginn der Intensivtherapie parenteral ernährt werden, wenn sie voraussichtlich auch nach einem Zeitraum von 5–7 Tagen nicht ausreichend oral oder enteral ernährt werden können.
  → **Empfehlung Grad A**

## Energie- und Substratzufuhr bei enteraler Ernährung*

*Hinweis:* Es gibt keine Daten, die bei kritisch Kranken eine Verbesserung relevanter Outcome-Parameter nach Gabe einer frühen enteralen Ernährung* zeigen.

- Trotzdem empfiehlt die Expertengruppe, hämodynamisch stabile kritisch kranke Patienten, bei denen der Gastrointestinaltrakt funktionsfähig ist, frühzeitig ($< 24$ h) mit einer geeigneten Menge an enteraler* Nahrung zu ernähren.
  → **Empfehlung Grad C**

Es kann keine allgemeine Angabe zur Nahrungsmenge gemacht werden, da die enterale Ernährungstherapie an das Fortschreiten/den Verlauf der Erkrankung und an die Darmtoleranz angepasst werden muss.

**Exogene Energiezufuhr**

- Während der akuten und Frühphase der Erkrankung kann ein Überschreiten von 20–25 kcal/kg KG/Tag mit einem schlechteren Outcome assoziiert sein.
  → **Empfehlung Grad C**
- Während der anabolen Erholungsphase sollte das Ziel 25–30 kcal/kg KG/Tag sein.
  → **Empfehlung Grad C**
- Schwer mangelernährte Patienten sollten eine enterale Ernährung mit bis zu 25–30 kcal/kg KG/Tag erhalten. Falls dieser Zielwert nicht erreicht wird, sollte eine supplementierende parenterale Ernährung gegeben werden.
  → **Empfehlung Grad C**

**Applikation der enteralen Ernährung***

- Verwenden Sie enterale Ernährung* bei allen Patienten, die auf dem enteralen Weg ernährt werden können.
  → **Empfehlung Grad C**
- Bei kritisch Kranken besteht kein signifikanter Unterschied in der Wirksamkeit einer jejunalen im Vergleich zu einer gastralen Ernährung.
  → **Empfehlung Grad C**
- Vermeiden Sie eine zusätzliche parenterale Ernährung bei Patienten, die eine enterale Ernährung* tolerieren und die annähernd bis an ihren Zielwert ernährt werden können (Ausnahme: schwer mangelernährte Patienten).
  → **Empfehlung Grad A**
- Ziehen Sie die Gabe von Metoclopramid oder Erythromycin bei Patienten in Betracht, die die enterale Ernährung nicht tolerieren (z. B. Patienten mit hohem gastralem Residualvolumen).
  → **Empfehlung Grad C**
- Ziehen Sie eine supplementierende parenterale Ernährung bei Patienten in Betracht, die nicht ausreichend über den enteralen Weg ernährt werden können.
  → **Empfehlung Grad C**

- Erwägen Sie bei Patienten, die eine bedarfsdeckende enterale Ernährung* nicht tolerieren, eine vorsichtige parenterale Ernährung, die in der Menge dem Nährstoffbedarf entspricht, aber nicht darüber hinausgeht.
  → **Empfehlung Grad C**

**Art der enteralen* Nahrung**

- In der Regel sollen hochmolekulare Nahrungen verwendet werden.
  → **Empfehlung Grad C**
- Niedermolekulare Nahrungen werden nicht empfohlen, da kein klinischer Vorteil gezeigt werden konnte.
  → **Empfehlung Grad C**
- Immunmodulierende Nahrungen (Nahrungen angereichert mit Arginin, Nukleotiden und ω-3-Fettsäuren) sind einer Standardlösung überlegen bei:
  - Patienten nach elektiver Operation am oberen Gastrointestinaltrakt (s. Kapitel 11 „Chirurgie einschließlich Organtransplantation“, S. 40),
  → **Empfehlung Grad A**
  - Patienten mit milder Sepsis (APACHE II $< 15$),
  → **Empfehlung Grad B**
  - Patienten mit Trauma (s. Kapitel 11 „Chirurgie einschließlich Organtransplantation“, S. 40),
  → **Empfehlung Grad A**
  - Patienten mit ARDS (Nahrungen mit ω-3-Fettsäuren und Antioxidanzien).
  → **Empfehlung Grad B**
- Bei Patienten mit schwerer Sepsis können jedoch immunmodulierende Nahrungen schädlich sein und werden deshalb nicht empfohlen.
  → **Empfehlung Grad B**
- Für die Gabe von immunmodulierenden Nahrungen bei Patienten mit Verbrennungen kann aufgrund der unzureichenden Datenlage keine Empfehlung gegeben werden.
- Supplementieren Sie bei Patienten mit Verbrennungen Spurenelemente (Cu, Se, Zn) in einer höheren Dosierung als standardmäßig.
  → **Empfehlung Grad A**
- Intensivpatienten mit einer schweren Erkrankung, die nicht mehr als 700 ml enterale* Nahrung pro Tag tolerieren, sollten keine immunmodulierende Nahrung erhalten, die mit Arginin, Nukleotiden und ω-3-Fettsäuren angereichert ist.
  → **Empfehlung Grad B**

**Glutamin enteral**

- Es liegen keine ausreichenden Daten vor, die eine allgemeine enterale Glutaminsupplementierung bei chirurgischen Patienten oder bei kritisch Kranken unterstützen.

➤ Glutamin sollte einer Standardnahrung hinzugefügt werden
- bei Verbrennungspatienten,

→ **Empfehlung Grad A**
- bei Traumapatienten.

→ **Empfehlung Grad A**

## Energie- und Substratzufuhr bei parenteraler Ernährung

➤ Die mit der parenteralen Ernährung zuzuführende Energiemenge entspricht den o.g. Regeln, S. 36.

➤ Kritisch Kranke sollten zur parenteralen Ernährung eine Mischung aus Aminosäuren, Kohlenhydraten (ca. 60 % der Nichtproteinenergie) und Fett (ca. 40 % der Nichtproteinenergie) sowie Elektrolyten und Mikronährstoffen erhalten. Die parenterale Lipidzufuhr kann bei kritisch Kranken bis auf 50 % der Nichtproteinenergie angehoben werden.

→ **Empfehlung Grad C**

### Kohlenhydrate (s. Kapitel 3 „Kohlenhydrate", S. 7)

➤ Als Kohlenhydrat sollte bei kritisch Kranken primär Glucose eingesetzt werden. Für andere Kohlenhydrate besteht bei kritisch Kranken keine gesicherte Indikation.

→ **Empfehlung Grad C**

### Hyperglykämie bei parenteraler Ernährung (s. Kapitel 3 „Kohlenhydrate", S. 7 und Kapitel 9 „Komplikationen und Monitoring", S. 29)

➤ Eine durch die parenterale Ernährung bedingte Hyperglykämie sollte auf jeden Fall vermieden werden.

→ **Empfehlung Grad A**

➤ Bei Hyperglykämie trotz adäquater Insulinzufuhr sollte eine Reduktion der Kohlenhydratzufuhr erfolgen.

→ **Empfehlung Grad C**

### Fette (s. Kapitel 4 „Lipidemulsionen", S. 9)

➤ Eine bestimmte Fettemulsion kann bei kritisch Kranken nicht empfohlen werden, da keine entsprechenden klinischen Studien vorliegen.

➤ Bei kritisch Kranken erscheint der bevorzugte Einsatz von Emulsionen mit reduziertem Gehalt an mehrfach ungesättigten ω-6-Fettsäuren (im Vergleich zu reinen Sojaölemulsionen) gerechtfertigt.

→ **Empfehlung Grad C**

### Aminosäuren (s. Kapitel 2 „Aminosäuren", S. 4)

➤ Die Aminosäurenzufuhr sollte bei kritisch Kranken 0,8–1,5 g/kg KG/Tag betragen.

→ **Empfehlung Grad A**

### Glutamin parenteral

- Kritisch Kranke, die ohne erhebliche enterale Nahrungszufuhr voraussichtlich länger als 5 Tage parenteral ernährt werden, sollten zusätzlich zur parenteralen Aminosäurenzufuhr parenteral Glutamindipeptide in einer Dosis von 0,3–0,4 g/kg KG/Tag erhalten (entsprechend 0,2–0,26 g Glutamin/kg KG/Tag).
  → **Empfehlung Grad A**

### Verzweigtkettige Aminosäuren

- Für eine Verwendung von Aminosäurenlösungen mit einem höheren Anteil an verzweigtkettigen Aminosäuren besteht bei kritisch Kranken – abgesehen von Patienten mit schwerer hepatischer Enzephalopathie (s. Kapitel 15 „Lebererkrankungen“, S. 70) – keine gesicherte Indikation.
  → **Empfehlung Grad C**

# 11 Chirurgie einschließlich Organtransplantation

## 11.1 Chirurgie einschließlich Organtransplantation – enterale Ernährung

*A. Weimann, M. Braga, L. Harsanyi, A. Laviano, O. Ljungqvist, P. Soeters*
*DGEM: K.W. Jauch, M. Kemen, J.M. Hiesmayr, T. Horbach, E.R. Kuse, K.H. Vestweber*

Clin Nutr 2006; 25 (2): 224–244

### Chirurgie

#### Allgemeines

- Es besteht bei den meisten Patienten keine Notwendigkeit zur *präoperativen Nahrungskarenz* ab dem Abend vor der Operation.
  → **Empfehlung Grad A**
- *Postoperativ* ist die Unterbrechung der oralen Nahrungszufuhr bei den meisten Patienten nicht erforderlich.
  → **Empfehlung Grad A**

#### Indikationen – perioperativ

- Die Verschiebung einer Operation zur Durchführung einer gezielten Ernährungstherapie (enteral und parenteral) für 10–14 Tage ist nur bei hohem ernährungsmedizinischem Risiko, d. h. schwerer Mangelernährung, angezeigt.
  → **Empfehlung Grad A**

**Definition:** Ein *hohes ernährungsmedizinisches Risiko* besteht dann, wenn mindestens eines der folgenden Kriterien zutrifft:

- Gewichtsverlust > 10–15 % innerhalb der letzten 6 Monate
- BMI < 18,5 kg/m$^2$
- Subjective Global Assessment Grad C (siehe Anhang 1)
- Serumalbumin < 30 g/l (bei fehlenden Anzeichen einer hepatischen oder renalen Dysfunktion)

➤ Beginnen Sie die *künstliche Ernährungstherapie* (wenn möglich über den enteralen Weg) ohne Verzögerung:

- bei Patienten ohne Zeichen einer Mangelernährung, wenn sie perioperativ voraussichtlich für mehr als 7 Tage keine Nahrung zu sich nehmen können,

→ **Empfehlung Grad C**

- bei Patienten, die sich perioperativ voraussichtlich über mehr als 10 Tage oral nur unzureichend (< 60 % der empfohlenen Zufuhr) ernähren werden.

→ **Empfehlung Grad C**

➤ Ziehen Sie eine *kombinierte Therapie* mit parenteraler Ernährung in Betracht, wenn bei bestehender Indikation für eine künstliche Ernährungstherapie der Energiebedarf über die enterale Ernährung allein nicht ausreichend gedeckt werden kann (< 60 % des Energiebedarfs).

→ **Empfehlung Grad C**

**Kontraindikationen**

➤ Bevorzugen Sie den enteralen gegenüber dem parenteralen Zugang außer bei: intestinaler Obstruktion oder Ileus, schwerem Schock, intestinaler Ischämie.

→ **Empfehlung Grad C**

**Applikationsweg – präoperativ**

➤ Motivieren Sie Patienten, die ihren Energiebedarf mit normaler Kost nicht decken können, in der präoperativen Phase zur *zusätzlichen Aufnahme von Trinknahrung.*

→ **Empfehlung Grad C**

➤ Erwägen Sie eine präoperative enterale Ernährung bevorzugt schon *vor der Aufnahme ins Krankenhaus.*

→ **Empfehlung Grad C**

Bei mangelernährten Patienten sollte die präoperative Ernährungstherapie möglichst prästationär durchgeführt werden, um das Risiko nosokomialer Infektionen zu senken.

→ **Empfehlung Grad C**

➤ Unmittelbar vor der Operation können *Patienten ohne spezifisches Aspirationsrisiko* klare Flüssigkeiten in der Regel bis 2 Stunden vor Narkosebeginn trinken. Feste Nahrungen sind bis zu 6 Stunden vorher erlaubt.

→ **Empfehlung Grad A**

➤ Vor großen chirurgischen Eingriffen werden für die meisten Patienten (keine Störung der Magenentleerung, kein Diabetes) kohlenhydrathaltige Getränke (carbohydrate-loading) am Vorabend und 2 Stunden vor Operation empfohlen.

→ **Empfehlung Grad B**

**Applikationsweg – postoperativ**

- Beginnen Sie auch nach gastrointestinalen Eingriffen frühzeitig mit dem *normalen Kostaufbau* oder einer enteralen Ernährung.
  → **Empfehlung Grad A**
- Auch bei Patienten nach Kolonresektionen kann der orale Kostaufbau mit Gabe klarer Flüssigkeiten bei den meisten Patienten *innerhalb weniger Stunden nach der Operation* begonnen werden.
  → **Empfehlung Grad A**
- Die orale Nahrungsaufnahme sollte jedoch an *individuelle Toleranz* und Art der Operation angepasst werden.
  → **Empfehlung Grad C**

- Wenn ein früher oraler Kostaufbau nicht möglich ist, wird eine *Sondenernährung* empfohlen, speziell bei Patienten:
  - nach schweren Tumoroperationen im Hals-Kopf- oder Gastrointestinalbereich,
  → **Empfehlung Grad A**
  - mit schwerem Polytrauma,
  → **Empfehlung Grad A**
  - mit manifester Mangelernährung zum Zeitpunkt der Operation,
  → **Empfehlung Grad A**
  - mit voraussichtlich unzureichender ($< 60\,\%$) Nahrungsaufnahme über mehr als 10 Tage postoperativ.
  → **Empfehlung Grad C**
- Beginnen Sie mit der Sondenernährung *innerhalb von 24 Stunden* nach dem chirurgischen Eingriff, falls eine Sondenernährung indiziert ist.
  → **Empfehlung Grad A**
- Aufgrund limitierter intestinaler Toleranz wird die Ernährung über Sonde mit einer *geringen Zufuhrmenge* (z. B. 10 bis maximal 20 ml/h) empfohlen.
  → **Empfehlung Grad C**
- Es kann *5–7 Tage dauern*, bis der Kalorienbedarf auf enteralem Wege gedeckt werden kann, was jedoch keinen Nachteil bedeutet.
  → **Empfehlung Grad C**
- Überprüfen Sie während des Krankenhausaufenthaltes regelmäßig die Menge der oralen Zufuhr und den Ernährungszustand.
  → **Empfehlung Grad C**
- Erwägen Sie bei Problempatienten nach perioperativer Ernährungstherapie eine Fortsetzung nach Entlassung.
  → **Empfehlung Grad C**

### Art der Sondenernährung

- Bei großen gastrointestinalen Eingriffen soll die Anlage einer *Feinnadelkatheterjejunostomie* oder einer nasojejunalen Sonde für alle Patienten bei Indikation zur Sondenernährung erfolgen.
  → **Empfehlung Grad A**
- Bei Anastomosen am oberen Gastrointestinaltrakt soll die Sondenspitze distal der Anastomose liegen.
  → **Empfehlung Grad B**
- Ziehen Sie die Anlage einer *perkutanen endoskopischen Sonde (z.B. PEG)* in Betracht, wenn eine längerfristige enterale Ernährung (> 4 Wochen) erforderlich ist, wie z.B. bei schwerem Schädel-Hirn-Trauma.
  → **Empfehlung Grad C**

### Art der enteralen Nahrung

- Für die meisten Patienten sind hochmolekulare Standardnahrungen angemessen.
  → **Empfehlung Grad C**
- Verwenden Sie – unabhängig vom Ernährungsstatus – perioperativ bevorzugt immunmodulierende Nahrungen (mit Zusätzen von Arginin, ω-3-Fettsäuren und Nukleotiden) für Patienten:
  - mit großen Tumoroperationen im Halsbereich (Larynx-, Pharynxresektionen),
  → **Empfehlung Grad A**
  - mit großen viszeralchirurgischen Tumoroperationen (Ösophagusresektion, Gastrektomie und Duodenopankreatektomie),
  → **Empfehlung Grad A**
  - nach schwerem Polytrauma.
  → **Empfehlung Grad A**
- Es wird empfohlen, mit diesen Nahrungen, wenn möglich, 5–7 Tage vor der Operation zu beginnen
  → **Empfehlung Grad C**
- und die Gabe nach unkomplizierten Eingriffen über 5–7 Tage fortzusetzen.
  → **Empfehlung Grad C**

## Organtransplantation

### Indikationen vor der Transplantation

- Es wird empfohlen, den Ernährungsstatus zu optimieren, da Mangelernährung das Transplantationsergebnis maßgeblich beeinflusst.
  → **Empfehlung Grad C**

- Erwägen Sie bei Mangelernährung die Verwendung von Trinknahrung oder sogar Sondenernährung.
  → **Empfehlung Grad C**
- Überprüfen Sie regelmäßig den Ernährungsstatus von Patienten auf der Warteliste für eine Transplantation.
  → **Empfehlung Grad C**
- Empfehlungen für Lebendspender und Empfänger sind gleich den Empfehlungen für Patienten mit anderen gastrointestinalen Eingriffen.
  → **Empfehlung Grad C**

**Indikationen – nach der Transplantation**

- Beginnen Sie nach Herz-, Lungen-, Leber-, Pankreas- und Nierentransplantation frühzeitig mit dem Kostaufbau oder einer enteralen Ernährung.
  → **Empfehlung Grad C**
- Sogar nach Dünndarmtransplantation kann mit der oralen und enteralen Ernährungstherapie früh begonnen werden, die Nahrungsmengen sollten jedoch sehr vorsichtig erhöht werden.
  → **Empfehlung Grad C**
- Ein langzeitiges Ernährungsmonitoring und eine kontinuierliche Ernährungsberatung werden für *alle* Transplantationspatienten empfohlen.
  → **Empfehlung Grad C**

## 11.2 Chirurgie einschließlich Organtransplantation – parenterale Ernährung

*A. Weimann, Ch. Ebener, St. Holland-Cunz, K. W. Jauch, L. Hausser, M. Kemen, L. Krähenbühl, E. R. Kuse, F. Längle*

Aktuel Ernaehr Med 2007; 32 (Suppl. 1): S114–S123

### Chirurgie

#### Indikationen – perioperativ

- Nur bei absoluten Kontraindikationen für eine enterale Ernährung wie bei ausgeprägtem Kurzdarm oder einer chronischen Darmobstruktion mit relevanter Passagestörung, z. B. einer Peritonealkarzinose, besteht die Indikation zur ausschließlich total parenteralen Ernährung.
  → **Empfehlung Grad A**
- Wenn der Energie- und Nährstoffbedarf durch orale und enterale Zufuhr längerfristig allein nicht gedeckt werden kann, ist eine kombinierte enterale und parenterale Ernährung indiziert.
  → **Empfehlung Grad C**
- Zur Sicherung einer effektiven Ernährungstherapie sollten klinikintern standardisierte Schemata erstellt werden.
  → **Empfehlung Grad C**

#### Indikationen – kombiniert enterale/parenterale Ernährung

- Eine kombinierte enterale/parenterale Ernährung ist immer dann durchzuführen, wenn eine künstliche Ernährung indiziert ist und der Kalorienbedarf durch eingeschränkte enterale Toleranz nicht adäquat gedeckt werden kann. Dies gilt besonders, wenn die Kalorienzufuhr unter 60 % des errechneten Bedarfs beträgt und ein zentralvenöser Zugang zur parenteralen Ernährung bereits vorhanden ist.
  → **Empfehlung Grad C**
- Sofern ein zentralvenöser Zugang zum Zweck der künstlichen Ernährung noch platziert werden muss, ist diese Indikation kritisch im Verhältnis zu der zu erwartenden Zeitdauer zu stellen. Beträgt diese < 4 Tage, ist eine kombinierte Ernährung nicht erforderlich. Beträgt diese 4–7 Tage, kann die Ernährung hypokalorisch mit 2 g Kohlenhydraten und 1 g Aminosäuren/kg Körpergewicht über einen peripheren Zugang erfolgen. Beträgt diese > 7–10 Tage, wird die Platzierung eines zentralvenösen Zugangs empfohlen.
  → **Empfehlung Grad C**

**Indikationen – präoperativ**

- Eine präoperative parenterale Ernährung ist bei den Patienten mit hohem ernährungsmedizinischem Risiko indiziert, bei denen enteral der Kalorienbedarf nicht adäquat gedeckt werden kann.
  → **Empfehlung Grad C**
- Bei enteral nicht ernährbaren Patienten wird innerhalb der letzten 12 Stunden präoperativ die intravenöse Zufuhr von 200 g Glucose empfohlen.
  → **Empfehlung Grad B**

**Glutamin**

- Postoperativ besteht in der elektiven Chirurgie die Indikation zur parenteralen Gabe von Glutamindipeptid-Lösungen derzeit nur für schwer mangelernährte Patienten, die enteral nicht adäquat ernährbar sind und deshalb einer parenteralen Ernährung bedürfen.
  → **Empfehlung Grad C**
- Die aktuelle Studienlage reicht für eine generelle Empfehlung zum parenteralen Einsatz von Glutamin in der Chirurgie nicht aus.
  → **Empfehlung Grad C**

**Kinderchirurgie**

- Prinzipiell gelten die Empfehlungen des frühzeitigen postoperativen Kostaufbaus auch für das Kindesalter.
  → **Empfehlung Grad C**

## Organtransplantation

- Nach Leber- und Pankreastransplantation wird, dem Vorgehen bei großen viszeralchirurgischen Operationen entsprechend, die frühzeitige enterale Ernährung innerhalb von 24 Stunden empfohlen. Häufig besteht die Indikation zur kombinierten parenteralen Ernährung.
  → **Empfehlung Grad C**
- Nach Dünndarmtransplantation ist die enterale Ernährung innerhalb der ersten Woche nur sehr vorsichtig zu steigern. Auch hier sollte kombiniert enteral/parenteral ernährt werden.
  → **Empfehlung Grad C**
- Zur parenteralen Gabe von immunmodulierenden Substraten kann aufgrund mangelnder Daten keine Empfehlung gegeben werden.
  → **Empfehlung Grad C**
- Zur Frage der Präkonditionierung vor Ischämie-/Reperfusionsschaden durch parenterale Gabe von Glutamin und Arginin kann derzeit keine Empfehlung gegeben werden.
  → **Empfehlung Grad C**

## 11.3 Anhang: Schemata für postoperative Infusions- und Ernährungstherapie

### Schema I: Fast Track mit unverzüglichem oralem Kostaufbau

**Anwendungsbereich:** Patienten, die nicht mangelernährt sind und bei denen aller Voraussicht nach innerhalb von 4 Tagen eine ausreichende orale oder enterale Ernährung möglich sein wird, benötigen unabhängig von Art und Größe des Eingriffs keine parenterale Ernährung.

**Prinzip:** Alleinige Elektrolyt-, Flüssigkeits- und basale Glucosezufuhr abhängig vom Körpergewicht. Die periphervenöse Gabe ist möglich. Die Elektrolytlösung kann als Trägerlösung für Medikamente dienen. Gleichzeitig orale Flüssigkeitszufuhr und Kostaufbau.

**Applikation:** Periphervenös, Kristalloide, bevorzugte Lösung ist Vollelektrolytlösung, bei Erhöhung des Serumkaliums (Dialysepatient) NaCl 0,9 %.

**Beispiel für Schema I**

| Körpergewicht | OP-Tag | 1. postop. Tag | 2. postop. Tag |
|---|---|---|---|
| unabhängig | 1000 ml Elektrolytlösung | 1000 ml Elektrolytlösung | nur bei unzureichender oraler Flüssigkeitszufuhr wie Tag 1 |

### Schema II: Kurzfristige hypokalorische parenterale Ernährung

**Anwendungsbereich:** Patienten, die nicht mangelernährt sind und bei denen aller Voraussicht nach *nicht* innerhalb von 4 Tagen eine ausreichende orale oder enterale Ernährung möglich sein wird, erhalten die kurzfristige hypokalorische parenterale Ernährung parallel zum oralen/enteralen Kostaufbau.

**Prinzip:** Hypokalorische parenterale Ernährung, d. h. adäquate Aminosäurensubstitution, bei limitierter, nur den Basisbedarf deckender Kohlenhydratzufuhr.

**Applikation:** Periphervenös möglich, jedoch ist mit Venenreizung insbesondere bei zusätzlicher Elektrolyt- oder Medikamentengabe (z. B. Antibiotikakurzinfusion etc.) zu rechnen; Komplettlösungen bzw. Zweikammerbeutel.

**Beispiel für Schema II**

| Körpergewicht | OP-Tag | 1. postop.Tag | ab dem 2. postop. Tag |
|---|---|---|---|
| unabhängig | 2500 ml Elektrolytlösung | 1000 ml Glucose (10–12 %)<br>1000 ml Aminosäuren 10 %<br>500 ml Elektrolytlösung | 1000 ml Glucose (10–12 %)<br>1000 ml Aminosäuren 10 %<br>500 ml Elektrolytlösung |

### Schema III: Parenterale Ernährung zur Deckung des Energie- und Nährstoffbedarfs

**Anwendungsbereich:** Alle mangelernährten Patienten und solche ohne Mangelernährung, bei denen nicht innerhalb von 7 Tagen mit einer oralen/enteralen Nahrungszufuhr begonnen bzw. nicht innerhalb von 14 Tagen mit einer adäquaten oralen/enteralen Aufnahme gerechnet werden kann.

**Prinzip:** Bedarfsgerechte Kalorienzufuhr unter Berücksichtigung aller Substrate sowie adäquate Substitution von Vitaminen und Spurenelementen („total parenterale Ernährung"). Mit der Fettzufuhr wird ab dem 3. Tag begonnen.

Für Neonaten und Säuglinge unter schweren postoperativen Bedingungen besteht eine ausgeprägte interindividuelle Varianz im Energiebedarf. Jaksic et al. (1) konnten keinen erhöhten Energieverbrauch bei massivem postoperativem Stress der Neugeborenen nachweisen. Bei Säuglingen sollten zur Bewertung der Energiezufuhr zumindest Gewichtsverlauf und Flüssigkeitshaushalt beobachtet werden. Ergänzend kann ggf. die $CO_2$-Produktion gemessen werden.

**Applikation:** Zentralvenös (Jugularis- oder Subklaviakatheter), Misch- bzw. Zwei- und Dreikammerbeutel. Die Elektrolytlösung kann als Trägerlösung für Medikamente dienen.

**Beispiel für Schema III**

| Körpergewicht | OP-Tag | 1. postop. Tag | 2. postop. Tag | ab dem 3. postop. Tag |
|---|---|---|---|---|
| unabhängig | 1000 ml Elektrolytlösung | 2000 ml Zweikammerbeutel<br>500 ml Elektrolytlösung | 2000 ml Zweikammerbeutel<br>500 ml Elektrolytlösung | 2000 ml „All-in-One"-Dreikammerbeutel<br>500 ml Elektrolytlösung |

### Schema IV: Kombinierte enterale und parenterale Ernährung

**Anwendungsbereich:** Alle Patienten mit Indikation zur künstlichen Ernährung, bei denen eine enterale Ernährung nicht kalorienbedarfsdeckend durchführbar ist.

**Prinzip:** Der enteral tolerierten Zufuhrmenge mit dem Ziel einer Deckung des Kalorienbedarfs angepasste parenterale Substratzufuhr – anzustreben ist die Steigerung der enteralen Zufuhr.

**Applikation:** Enterale Sonde/Feinnadelkatheterjejunostomie, zentraler bzw. periphervenöser Zugang, Zwei-, Dreikammerbeutel.

**Beispiel für Schema IV**

| Stufe* | Enteral | Parenteral |
|---|---|---|
| 1a | 10–25 ml/h über 20–24 h<br>ca. 200–500 kcal | 1000 ml Glucose 10–12 %<br>(100–120 g = 400–480 kcal) + Elektrolyte<br>500 ml Aminosäuren 10 % (50 g)** |
| 1b | 10–25 ml/h über 20–24 h<br>ca. 200–500 kcal | 1000 ml Glucose 20–25 %<br>(200–250 g = 800–1000 kcal) + Elektrolyte<br>1000 ml Aminosäuren 10 % (100 g)<br>evtl. 250 ml Fette 20 % (50 g ca. 500 kcal) |
| 2 | 50 ml/h über 20 h<br>ca. 1000 kcal | 1000 ml Glucose 20–25 %<br>(200–250 g = 800–1000 kcal) + Elektrolyte<br>1000 ml Aminosäuren 10 % (100 g) |
| 3 | 75 ml/h über 20 h<br>ca. 1500 kcal | 500 ml Glucose 10–12 %<br>(100–120 g = 400–480 kcal) + Elektrolyte<br>500 ml Aminosäuren 10 % (100 g) |
| 4 | 100–125 ml/h über 20 h<br>ca. 2000–2500 kcal | |

* *Die Steigerung der Stufen richtet sich nach der enteralen Toleranz des Patienten. Sofern mehrtägig Stufe 1 nicht überschritten werden kann, wird die Substitution mit wasser- und fettlöslichen Vitaminen und Spurenelementen empfohlen.*

** *Aminosäuren werden in diesem Beispiel für die Berechnung der Kalorienzufuhr nicht einbezogen.*

Abb. **11.1** zeigt einen Algorithmus zur perioperativen Ernährungstherapie.

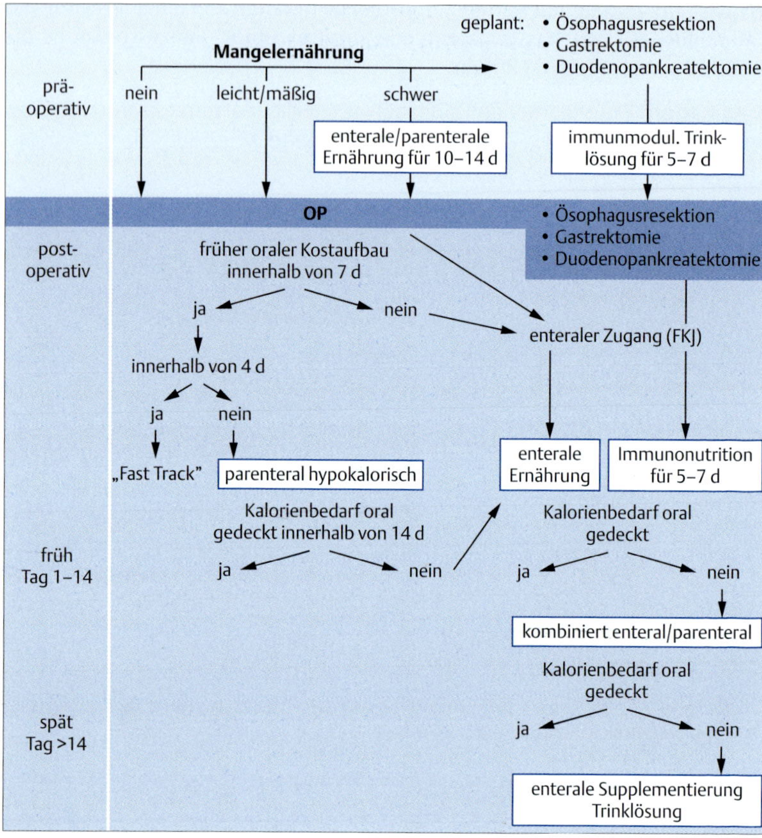


**Abb. 11.1** Flussschema zur perioperativen Ernährungstherapie. FKJ: Feinnadelkatheter-jejunostomie.

## Literatur

1. Jaksic T, Shew SB, Keshen TH, Dzakovic A, Jahoor F. Do critically ill surgical neonates have increased energy expenditure? J Pediatr Surg 2001; 36: 63–67

# 12 Nichtchirurgische Onkologie – enterale[1] und parenterale[2] Ernährung

*J. Arends, G. Bodoky, F. Bozzetti, K. Fearon, M. Muscaritoli, G. Selga, M.A.E. van Bokhorst de van der Schueren, M. von Meyenfeldt*
*DGEM: J. Arends, G. Zürcher, R. Fietkau, E. Aulbert, B. Frick, M. Holm, M. Kneba, H.J. Mestrom, A. Zander*

[1]Clin Nutr 2006; 25 (2): 245–259

*J. Arends, G. Zürcher, A. Dossett, R. Fietkau, M.J. Hug, I. Schmid, E. Shang, A.R. Zander*

[2]Aktuel Ernaehr Med 2007; 32 (Suppl. 1): S124–S133

## Allgemeines

### Relevanz des Ernährungszustandes

- Gewichtsverlust und Mangelernährung sind bei Tumorpatienten häufig. Ursachen sind eine unzureichende Energie- und Nährstoffaufnahme, ein im Vergleich zum Erwartungswert nicht durchgängig geänderter Energieumsatz sowie eine systemische Aktivierung proinflammatorischer Prozesse mit Insulinresistenz, gesteigerter Lipolyse, hochnormaler oder gesteigerter Lipidoxidation, gesteigertem Proteinumsatz und erhöhter Produktion von Akutphaseproteinen.
  → **Evidenzgrad IIa**
- Ein reduzierter Ernährungszustand ist mit einer eingeschränkten Prognose und verminderter Lebensqualität assoziiert.
  → **Evidenzgrad IIa**

### Ernährungsdiagnostik

- Wegen der prognostischen und therapieleitenden Bedeutung sollten der Gewichtsverlauf, die Energieaufnahme und das Ausmaß der Akutphasenreaktion beginnend mit der Tumordiagnose regelmäßig – möglichst bei jeder Konsultation – bestimmt werden.
  → **Empfehlung Grad C**
- Eine Gewichtsänderung sollte in Prozent des gesunden Ausgangsgewichts angeben werden.
  → **Empfehlung Grad C**
- Die Energieaufnahme sollte in Anteilen der üblichen Nahrungsmenge abgeschätzt (z.B. normal, etwa 75 %, 50 %, 25 % oder nur minimal) oder anhand eines 3-Tage-Essprotokolls quantitativ erfasst werden.
  → **Empfehlung Grad C**
- Das Ausmaß der Akutphasenreaktion kann u.a. an der Konzentration des C-reaktiven Proteins abgeschätzt werden.

**Einfluss auf Tumorwachstum**

- Es gibt keine gesicherten Daten zum Einfluss einer künstlichen Ernährung auf das Tumorwachstum. Die Entscheidung zur Ernährung eines Tumorpatienten sollte deshalb von diesen theoretischen Überlegungen nicht beeinflusst werden.
  → **Empfehlung Grad C**

**Therapieziele für die Ernährungsbetreuung**

- Stabilisierung des Ernährungszustandes und Aufhalten bzw. Mindern eines fortschreitenden Gewichtsverlusts,
- Erhöhung der Effektivität bzw. Reduktion von Nebenwirkungen der antitumoralen Therapie, Vermeiden von Therapieunterbrechungen,
- Erhalt bzw. Verbesserung der Lebensqualität.
  → **Empfehlung Grad C**

**Therapiekonzept**

- Ernährungsbeginn unmittelbar nach Indikationsstellung,
  → **Empfehlung Grad C**
- nach Möglichkeit enteral,
  → **Empfehlung Grad A**
- ggf. mit Nahrungsaufbau über 2–4 Tage.
  → **Empfehlung Grad C**
- Die Zufuhrmenge sollte den Fehlbedarf ersetzen.
  → **Empfehlung Grad C**
- Bei weiterhin möglicher oraler Ernährung ergeben sich kombinierte Ernährungsregime.

## Unzureichende Nahrungsaufnahme

**Indikation für eine Ernährungsintervention**

- Spätestens bei einem Gewichtsverlust von 5 % oder mehr vom gesunden Ausgangsgewicht sollten eine Ernährungsdiagnostik inkl. Ernährungsanamnese und eine individuelle Ernährungsberatung erfolgen sowie regelmäßige Kontrolltermine zur weiteren Ernährungsbetreuung vereinbart werden.
  → **Empfehlung Grad C**

**Indikation für eine künstliche Ernährung**

- Nahrungskarenz (definiert als orale Nahrungszufuhr < 500 kcal/Tag), erwartet für mindestens 5 Tage, oder unzureichende orale Nahrungszufuhr (definiert als < 60 % des errechneten Bedarfs), erwartet für mindestens 10 Tage.
  → **Empfehlung Grad C**

## Chemotherapie

### Indikation für künstliche Ernährung

- Eine routinemäßige künstliche Ernährung ist nicht indiziert.
  → **Empfehlung Grad B**
- Aufgrund neuer Untersuchungen kann bei Patienten mit fortgeschrittener Tumorerkrankung eine routinemäßige Ernährungsbetreuung mit bei Bedarf Eskalation bis zu additiver parenteraler Ernährung günstige Wirkungen auf Lebensqualität und Überleben haben.

## Radio- oder Radiochemotherapie

### Indikation für künstliche Ernährung

- Bei Patienten mit gastrointestinalem oder Kopf-Hals-Tumor sollte regelmäßig eine intensive Ernährungsberatung inkl. Trinknahrung eingesetzt werden.
  → **Empfehlung Grad A**
- Bei Patienten mit obstruierenden Kopf-Hals- oder Ösophagustumoren oder bei erwarteter schwerer strahleninduzierter oraler oder ösophagealer Mukositis sollte eine enterale Sondenernährung erfolgen, bevorzugt in Form einer perkutanen endoskopischen Gastrostomie (PEG).
  → **Empfehlung Grad C**
- Bei unzureichender oraler und/oder enteraler Ernährung Indikation zur parenteralen Ernährung.
  → **Empfehlung Grad B**
- Bei chronischer schwerer radiogener Enteritis Indikation zur parenteralen Ernährung.
  → **Empfehlung Grad C**

### Art der künstlichen Nahrung

- Bei enteraler Ernährung Einsatz von Standardnahrungen.
  → **Empfehlung Grad C**
- Bei parenteraler Ernährung s. „Substratmengen bei parenteraler Ernährung“, S. 55.

## Stammzelltransplantation

### Indikation für künstliche Ernährung

- Regelmäßig Optimierung der oralen Ernährung und ggf. Einsatz von Trinknahrungen.
- Keine routinemäßige Sondenernährung.
  → **Empfehlung Grad C**
- Parenterale Ernährung nach autologer Transplantation nur in einem Teil der Fälle bei unzureichender oraler Ernährung.

- Parenterale Ernährung nach allogener Transplantation aufgrund der meist ausgeprägten Mukositis und bei Graft-versus-Host-bedingten Gastrointestinalschäden sehr häufig und für längere Zeiträume erforderlich.
  → **Empfehlung Grad C**
- Auf das erhöhte Blutungs- und Infektionsrisiko ist besonders zu achten.
  → **Empfehlung Grad C**

**Art der künstlichen Nahrung**

- Bei enteraler Ernährung Einsatz von Standardnahrungen.
  → **Empfehlung Grad C**
- Bei parenteraler Ernährung s. „Substratmengen bei parenteraler Ernährung", S. 55.
- Zum jetzigen Zeitpunkt keine Indikation zum routinemäßigen enteralen oder parenteralen Einsatz von Glutamin, ω-3-Fettsäuren oder anderen speziellen Substraten.
  → **Empfehlung Grad C**

### Palliativsituation

**Indikation zur künstlichen Ernährung außerhalb antitumoraler Therapien**

- Unzureichende orale Ernährung mit dadurch eingeschränkter Prognose; Ziel: Minimierung des Gewichtsverlusts, Erhalt von Lebensqualität.
  → **Empfehlung Grad C**
- Beginn einer längerfristigen künstlichen Ernährung bei Vorliegen aller folgenden Kriterien:
  1. unzureichende orale/enterale Ernährung,
  2. erwartete Überlebenszeit mehr als 4 Wochen,
  3. Stabilisierung oder Verbesserung des Allgemeinzustands oder von Parametern der Lebensqualität möglich,
  4. Wunsch des Patienten.

  → **Empfehlung Grad C**

**Medikamentöse Behandlung**

- Beim Vorliegen einer systemischen tumorassoziierten Entzündung zusätzlich zur Ernährungstherapie Empfehlung für entzündungsmodulierende Medikamente.
  → **Empfehlung Grad C**
- Wirksam sind Steroide oder Gestagene zur Stabilisierung/Besserung von Appetit, Körpergewicht und Lebensqualität.
  → **Empfehlung Grad A**

- Einsatz von Steroiden nur für kurze Zeitintervalle unter Abwägen von Nutzen und Nebenwirkungen; bei Gestagenen Beachten des gesteigerten Thromboserisikos.
  → **Empfehlung Grad C**

## Sterbephase

### Indikation für Ernährung

- Eine künstliche Ernährung ist nicht erforderlich.
  → **Empfehlung Grad B**
- Kurz vor dem Lebensende benötigen die meisten Patienten nur minimale Mengen an Nahrung und wenig Wasser, um Hunger und Durst zu stillen.
  → **Empfehlung Grad B**
- Kurz vor dem Lebensende können geringe Mengen an Flüssigkeit (bis ca. 1000 ml/Tag) helfen, durch eine Dehydratation induzierte Verwirrtheitszustände zu vermeiden.
  → **Empfehlung Grad B**
- Durch Exsikkose induzierte agitierte Verwirrtheitszustände können durch die parenterale Infusion von Kochsalzlösung kontrolliert werden.
  → **Empfehlung Grad B**
- Im Krankenhaus oder zu Hause kann Flüssigkeit subkutan infundiert werden und außerdem als Träger für die Gabe von Arzneimitteln dienen, obwohl die dafür verwendeten isotonen Elektrolytlösungen streng genommen dafür nicht zugelassen sind.
  → **Empfehlung Grad C**

## Nahrung und Substrate

### Art der enteralen Nahrung

- Generell Einsatz von Standardnahrungen.
  → **Empfehlung Grad C**

### Substratmengen bei parenteraler Ernährung

- Zusammensetzung:
  - Energie: 25–30 (max. 35) kcal/kg KG/Tag,
  - Aminosäuren: 1,2–1,5 g/kg KG/Tag,
  - Fettanteil: ohne Nachteil mehr als 35 % der Gesamtenergiezufuhr,
  - Kohlenhydratträger: primär Glucose,
  - ausreichende Versorgung mit Mikronährstoffen, Basis sind die Zufuhrempfehlungen für die künstliche Ernährung gesunder Personen.
- Das Monitoring der Substrate entspricht dem üblichen Vorgehen.
  → **Empfehlung Grad C**

**Spezielle Substrate**

- Die generelle Gabe spezieller Substrate wie Glutamin, Arginin, Taurin, verzweigtkettige Aminosäuren oder ω-3-Fettsäuren wird nicht empfohlen.
  → **Empfehlung Grad C**
- In Bezug auf ω-3-Fettsäuren ist die Evidenz aus randomisierten klinischen Studien widersprüchlich. Daher ist es zum jetzigen Zeitpunkt nicht möglich, definitive Schlussfolgerungen bzgl. einer Verbesserung des Ernährungszustandes/körperlicher Funktionen zu ziehen.
  → **Empfehlung Grad C**

Abb. 12.1 fasst die wichtigsten ernährungstherapeutischen Prinzipien in der nichtchirurgischen Onkologie zusammen.

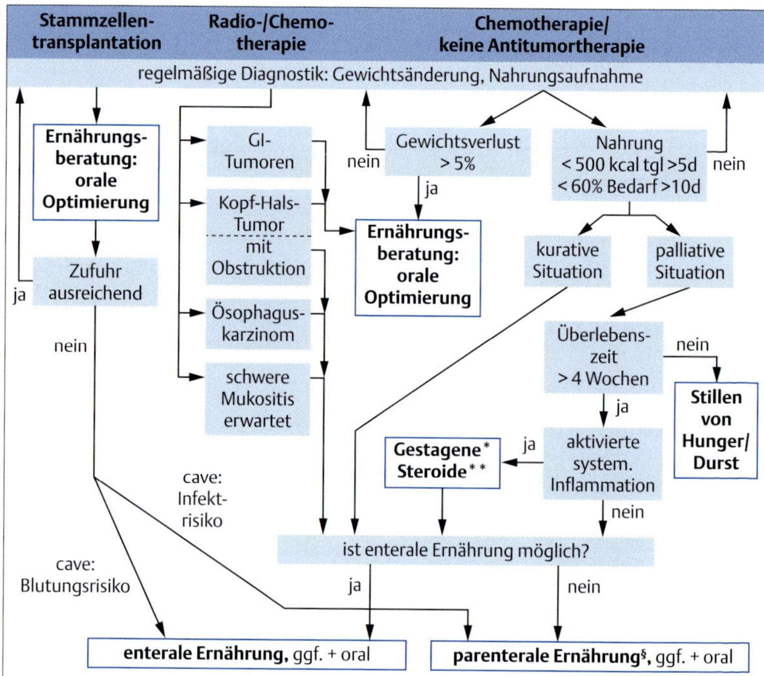


* 500 mg Medroxyprogesteronazetat (off-label)/ 160 mg Megestrolazetat (off-label)

** 20 mg Prednisolon

§ Ziel: 25–35 kcal/kg/d
1,2–1,5 g Aminosäuren/kg/d
Fett >35% kcal
Elektrolyte + Mikronährstoffe

**Abb. 12.1** Flussschema zur Ernährungstherapie in der Onkologie.

# 13 Gastroenterologie

## 13.1 Gastroenterologie – enterale Ernährung

*H. Lochs, C. Dejong, F. Hammarqvist, X. Hebuterne, M. Leon-Sanz, T. Schütz, W. van Gemert, A. van Gossum, L. Valentini*
*DGEM: H. Lübke, H. Lochs, S. Bischoff, N. Engelmann, P. Thul*
Clin Nutr 2006; 25 (2): 260–274

### Morbus Crohn (MC) (Abb. 13.1)

**Indikationen – allgemein**

- Die *Indikationen zur enteralen Ernährung* sind: Prävention und Behandlung der Mangelernährung, Behandlung von Wachstums- und Entwicklungsverzögerungen bei Kindern und Jugendlichen, Verbesserung der Lebensqualität, Behandlung des akuten Schubes, perioperative Ernährung, Erhaltung der Remission bei chronisch rezidivierender Erkrankung.

**Indikationen – aktive Erkrankung**

- Beim Erwachsenen ist die enterale Ernährung als *alleinige Therapie in der Akutphase* indiziert, wenn die Behandlung mit Corticoiden nicht durchführbar ist.
  → **Empfehlung Grad A**
- Bei mangelernährten Patienten im akuten Schub sowie bei entzündlichen Stenosen wird eine *kombinierte Therapie* aus enteraler Ernährung und Arzneimitteln empfohlen.
  → **Empfehlung Grad C**
- Bei *Kindern mit Morbus Crohn* wird enterale Ernährung als Therapie der ersten Wahl empfohlen.
  → **Empfehlung Grad C**

**Indikationen – Erhaltung der Remission**

- Bei *persistierender intestinaler Entzündungsaktivität* (z. B. steroidabhängige Patienten) konnte ein Vorteil durch orale Supplemente nachgewiesen werden.
  → **Empfehlung Grad B**

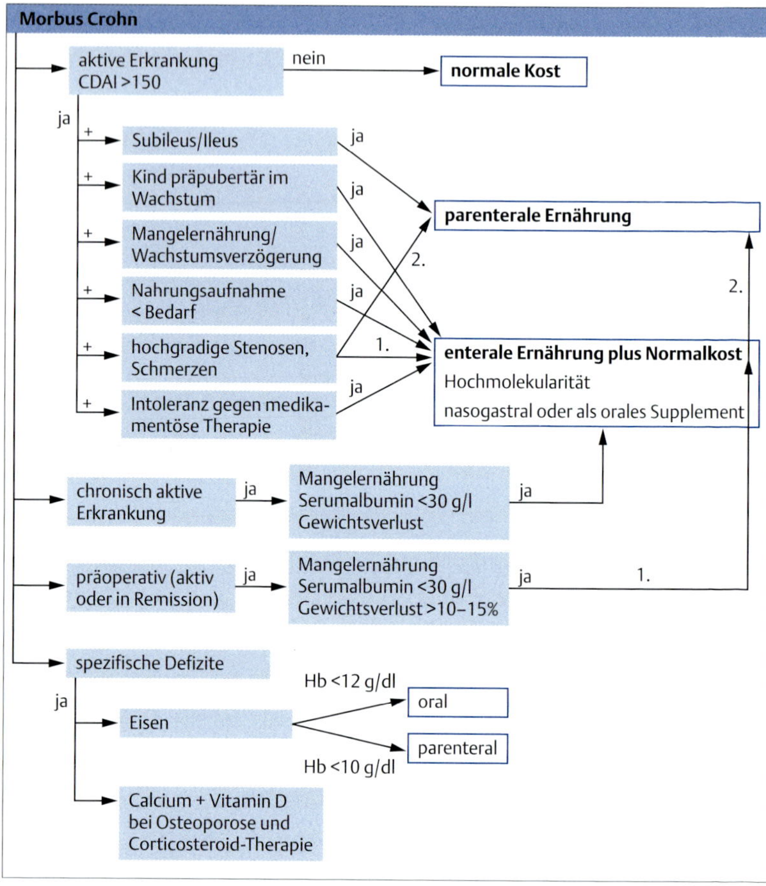


**Abb. 13.1** Ernährungstherapeutischer Algorithmus für Morbus Crohn.

- Bei *Remissionsdauer von > 1 Jahr* und bei Fehlen von Ernährungsdefiziten konnten keine Vorteile der enteralen Ernährung (Sonden- oder Trinknahrungen) oder von Supplementen (Vitamine und Spurenelemente) nachgewiesen werden.
  → **Empfehlung Grad B**

## Indikationen – perioperative Ernährung

- Bei MC-Patienten mit präoperativ signifikantem Gewichtsverlust (> 10 % in 6 Monaten) und bei niedrigem Albumin (< 30 g/l) sollte die perioperative

enterale Ernährung in Betracht gezogen werden (s. auch Kapitel 11 „Chirurgie einschließlich Organtransplantation“, S. 40).
→ **Empfehlung Grad C**

**Durchführung**

- Verwenden Sie Sondenernährung und/oder Trinknahrung *zusätzlich zur normalen Kost*, um den Ernährungszustand zu verbessern und Folgen der Mangelernährung, wie Wachstumsverzögerungen, zu vermeiden.
  → **Empfehlung Grad A**
- Korrigieren Sie *spezifische Defizite* (Spurenelemente, Vitamine) durch Supplementierung.
  → **Empfehlung Grad C**
- Verwenden Sie bei Sondenernährung aufgrund niedrigerer Komplikationsraten bevorzugt die *kontinuierliche Applikation* anstelle von Bolusgaben.
  → **Empfehlung Grad B**

**Applikationsweg**

- Durch Verwendung von Trinknahrung kann eine Energieaufnahme bis zu 600 kcal/Tag zusätzlich zur normalen Kost erreicht werden.
  → **Empfehlung Grad A**
- Verwenden Sie Sondenernährung bei Morbus Crohn, wenn eine höhere Zufuhr notwendig ist.
  → **Empfehlung Grad C**
- Nasogastrale Sonden und die perkutane endoskopische Gastrostomie (PEG) sind *sichere Zufuhrwege* für die Sondenernährung.
  → **Empfehlung Grad B**

**Art der enteralen Nahrung – aktive Erkrankung**

- Die Wirkung von niedermolekularen und hochmolekularen Nahrungen ist nicht signifikant unterschiedlich. Hochmolekulare Lösungen werden daher generell empfohlen.
  → **Empfehlung Grad A**
- Vorteile modifizierter *enteraler Nahrungen* (fettmodifiziert oder angereichert mit ω-3-Fettsäuren, Glutamin und/oder TGFβ) sind nicht eindeutig dokumentiert.
  → **Empfehlung Grad C**

**Mangelernährung**

- Enterale Ernährung kann die *Lebensqualität* von mangelernährten Patienten verbessern.
  → **Empfehlung Grad C**

**Colitis ulcerosa (CU)** (Abb. 13.2)

### Indikationen – Mangelernährung

- Die enterale Ernährung ist bei *Mangelernährung* und/oder *ungenügender Nahrungsaufnahme* indiziert.
  → **Empfehlung Grad C**

### Indikationen – aktive Erkrankung

- Ein Einfluss ernährungstherapeutischer Maßnahmen (Ernährungsberatung, Trinknahrung Sondenernährung oder parenterale Ernährung) auf die Entzündungsaktivität bei akuter oder chronisch-aktiver Colitis ulcerosa ist nicht belegt. Daher wird eine enterale Ernährung zur Behandlung der Entzündung bei Colitis ulcerosa nicht empfohlen.
  → **Empfehlung Grad C**

### Indikationen – Erhaltung der Remission

- Eine enterale Ernährung wird wegen fehlender Wirkung nicht empfohlen.
  → **Empfehlung Grad C**

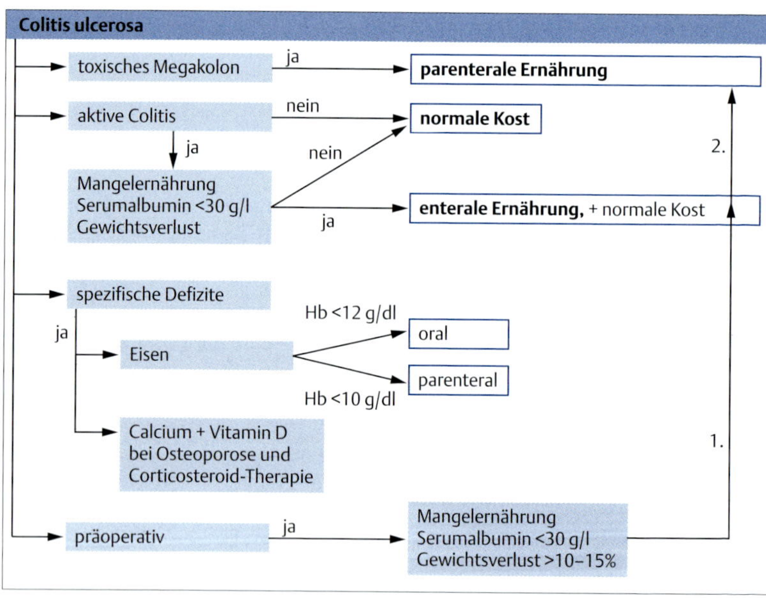


**Abb. 13.2** Ernährungstherapeutischer Algorithmus für Colitis ulcerosa.

**Indikation – präoperativ**

➤ Siehe dazu „Morbus Crohn“, S. 58.

**Durchführung**

➤ Gleichen Sie *spezifische Defizite* mit Supplementen aus.
→ **Empfehlung Grad C**

**Art der enteralen Nahrung – aktive Erkrankung**

➤ Der Nutzen spezieller Substrate (ω-3-Fettsäuren, Glutamin und/oder Butyrat) auf die Krankheitsaktivität bei CU ist widersprüchlich und nicht belegt.

**Kurzdarmsyndrom** (Abb. 13.3)

**Indikationen**

➤ Erhaltung und Verbesserung des Ernährungsstatus, Adaptation des Restdarms, Verminderung von Diarrhöen, Verbesserung der Lebensqualität.
→ **Empfehlung Grad C**

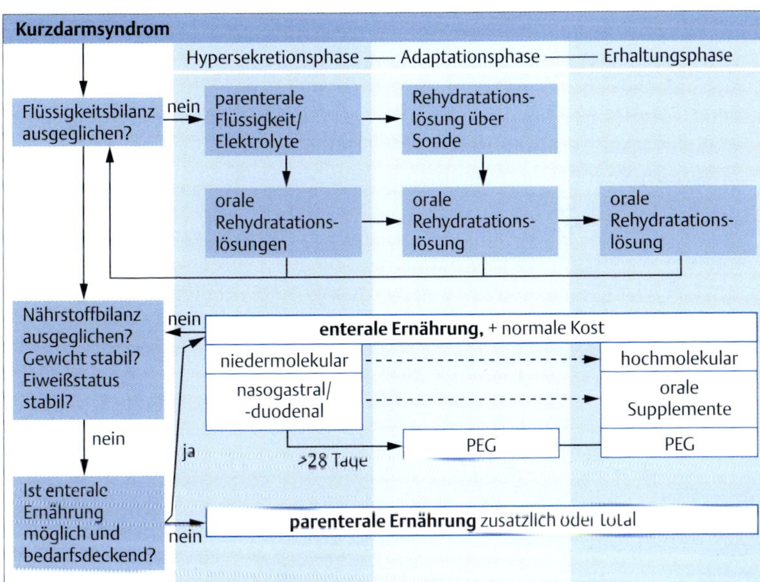


**Abb. 13.3** Ernährungstherapeutischer Algorithmus für Kurzdarmsyndrom.

**Applikationsweg – postoperativ, Hypersekretionsphase**

- Parenterale Ernährung wird in Abhängigkeit von der Hypersekretion zur *Sicherstellung einer adäquaten Nährstoffaufnahme* und zur Flüssigkeits- und Elektrolytsubstitution empfohlen.
  → **Empfehlung Grad C**

**Applikationsweg – Adaptationsphase**

- Verwenden Sie eine *kontinuierliche Sondenernährung* abhängig vom enteralen Flüssigkeitsverlust auch in kleinen Mengen, um die intestinale Adaptation zu verbessern.
  → **Empfehlung Grad C**
- Verwenden Sie mit fortschreitender Adaptation *enterale Ernährung* (auch über Nacht, um die Resorption zu erhöhen) *als Ergänzung* zur normalen Kost.
  → **Empfehlung Grad C**

**Applikationsweg – Erhaltungs-/Stabilisierungsphase**

- Verwenden Sie *Trink- oder Sondennahrungen*, wenn ein normaler Ernährungszustand durch eine normale Kost allein nicht aufrechterhalten werden kann.
  → **Empfehlung Grad C**

**Art der enteralen Nahrung**

- In der Hypersekretionsphase werden niedermolekulare Diäten empfohlen. Die Elektrolytzusammensetzung solllte der oralen Rehydratationslösung entsprechen. In der Adaptationsphase und in der Erhaltungsphase wird keine spezifische Nährstoffzusammensetzung benötigt. Abhängig vom Ausmaß der Malabsorption können eine Erhöhung der Energiemenge und eine Modifikation der Nährstoffaufnahme nötig sein.
  → **Empfehlung Grad C**
- Ein Regime zur Beschleunigung der intestinalen Adaptation mit rekombinantem Wachstumshormon, Glutamin und einer speziellen enteralen Nahrung (fettarm, kohlenhydratreich) wird aufgrund widersprüchlicher Resultate nicht allgemein empfohlen.
  → **Empfehlung Grad C**

## 13.2 Gastroenterologie – parenterale Ernährung

*R.-J. Schulz, S. C. Bischoff, B. Koletzko*

Aktuel Ernaehr Med 2007; 32 (Suppl. 1): S93–S96

### Morbus Crohn

**Indikation und Zeitpunkt der parenteralen Ernährung**

- Die parenterale Ernährung ist indiziert, wenn eine enterale und/oder orale Ernährung nicht möglich ist, zur Deckung des Kalorienziels nicht ausreicht bzw. aus medizinischen Gründen vermieden werden sollte.
  → **Empfehlung Grad A**
- Im Besonderen kann dies der Fall sein bei Manifestation im oberen Dünndarm und bei Ileus- und Subileussymptomatik, Narben oder Darmfisteln.
  → **Empfehlung Grad C**

**Substratzufuhr**

- Die parenterale Ernährung bedarf bei chronisch entzündlichen Darmerkrankungen keiner speziellen Zusammensetzung.
- Empfohlene Substratrelationen: 55–60 % Kohlenhydrate, 25–30 % Fett und 10–15 % Aminosäuren.
  → **Empfehlung Grad A**
- Keine sichere Datenlage existiert über Zusätze in Form von mehrfach ungesättigten Fettsäuren.
  → **Empfehlung Grad C**
- Die parenterale Ernährung unterstützt die Korrektur der Mangelernährung, vor allem die Aufnahme von Energie, Mineralstoffen, Spurenelementen, Mangel an Calcium, Vitamin D, Folsäure, Vitamin $B_{12}$, Zink.
  → **Empfehlung Grad A**

### Colitis ulcerosa

**Indikation und Zeitpunkt der parenteralen Ernährung**

- Die parenterale Ernähung ist indiziert, wenn eine enterale und/oder orale Ernährung nicht möglich ist, zur Deckung des Kalorienziels nicht ausreicht bzw. aus medizinischen Gründen vermieden werden sollte.
  → **Empfehlung Grad A**

**Substratzufuhr**

- Die parenterale Ernährung bedarf bei chronisch entzündlichen Darmerkrankungen keiner speziellen Zusammensetzung.
- Empfohlene Substratrelationen: 55–60 % Kohlenhydrate, 25–30 % Fett und 10–15 % Aminosäuren.
  → **Empfehlung Grad A**

- Keine sichere Datenlage existiert über Zusätze in Form von mehrfach ungesättigten Fettsäuren.
  → **Empfehlung Grad C**
- Die parenterale Ernährung unterstützt die Korrektur der Malnutrition, vor allem die Aufnahme von Energie, Mineralstoffen, Spurenelementen, Mangel an Calcium, Vitamin D, Folsäure, Vitamin $B_{12}$, Zink.
  → **Empfehlung Grad A**
  Vitamine, Spurenelemente und Mineralstoffe können zusätzlich oral oder intravenös, unabhängig von der parenteralen Ernährung, substituiert werden.

# 14 Pankreas

## 14.1 Akute und chronische Pankreatitis – enterale Ernährung

*R. Meier, J. Ockenga, M. Pertkiewicz, A. Pap, N. Milinic, J. MacFie*
*DGEM: R. Meier, C. Löser, V. Keim*

Clin Nutr 2006; 25 (2): 275–285

**Akute Pankreatitis** (Abb. 14.1)

### Indikationen – leichte (ödematöse) akute Pankreatitis

- Eine enterale Ernährung ist nicht erforderlich, wenn sich der Patient in weniger als 5–7 Tagen wieder mit normaler Kost ernähren kann.
  → **Empfehlung Grad B**
- Eine enterale Ernährung in den ersten 5–7 Tagen zeigt keine positive Wirkung auf den Krankheitsverlauf und wird deshalb nicht empfohlen.
  → **Empfehlung Grad A**
- Erwägen Sie eine Sondenernährung, wenn eine orale Nahrungsaufnahme wegen anhaltender Schmerzen länger als 5 Tage nicht möglich ist.
  → **Empfehlung Grad C**

### Indikationen – schwere (nekrotisierende) Pankreatitis

- Eine frühe enterale Ernährung ist indiziert, sofern sie möglich ist.
  → **Empfehlung Grad A**
- Die enterale Ernährung sollte bei Bedarf durch eine parenterale Ernährung ergänzt werden.
  → **Empfehlung Grad C**
- Auch bei einer schweren akuten Pankreatitis mit Komplikationen (Fisteln, Aszites, Pseudozysten) kann eine Sondenernährung erfolgreich durchgeführt werden.
  → **Empfehlung Grad C**

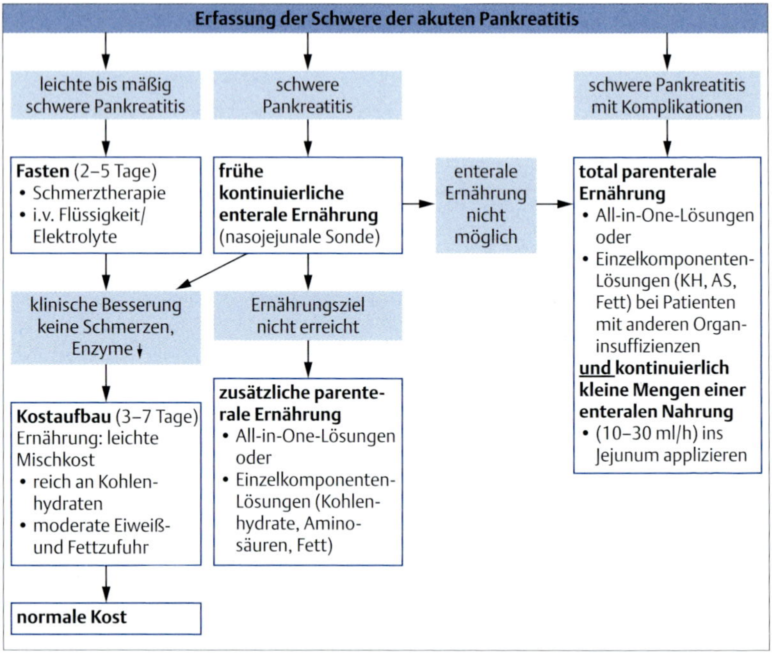


**Abb. 14.1** Ernährungstherapeutisches Vorgehen bei der akuten Pankreatitis. KH: Kohlenhydrate, AS: Aminosäuren.

## Durchführung

- Eine Sondenernährung ist bei der Mehrzahl der Patienten möglich, muss jedoch evtl. durch eine parenterale Ernährung ergänzt werden.
  → **Empfehlung Grad A**
- Orale Ernährung (normale Kost und/oder Trinknahrung) kann schrittweise versucht werden, sobald sich die Magenentleerungsstörung zurückgebildet hat. Voraussetzung ist, dass dies keine Schmerzen verursacht und Komplikationen unter Kontrolle sind. Die Sondenernährung kann mit Verbesserung der oralen Nahrungsaufnahme ausgeschlichen werden.
  → **Empfehlung Grad C**

## Durchführung – schwere Pankreatitis

- Verwenden Sie eine kontinuierliche enterale Ernährung während 24 h bei allen Patienten, die diese tolerieren.
  → **Empfehlung Grad C**

### Applikationsweg

- Erwägen Sie primär eine jejunale Zufuhr; eine gastrale Ernährung kann versucht werden, wenn sie toleriert wird.
  → **Empfehlung Grad C**
- Ziehen Sie im Falle einer chirurgischen Intervention die Anlage einer intraoperativen Jejunostomie für eine postoperative Sondenernährung in Betracht.
  → **Empfehlung Grad C**
- Bei Vorliegen einer Magenausgangsstenose sollte die Sondenspitze distal der Engstelle liegen. Ist dies nicht möglich, sollte eine parenterale Ernährung erfolgen.
  → **Empfehlung Grad C**

### Art der enteralen Nahrung

- Niedermolekulare Lösungen können problemlos verwendet werden.
  → **Empfehlung Grad A**
- Standardnahrungen können in Betracht gezogen werden, falls sie toleriert werden.
  → **Empfehlung Grad C**

## Chronische Pankreatitis

### Allgemeines

- Eine geeignete Ernährungs- sowie Schmerztherapie kann den Ernährungszustand positiv beeinflussen. Die Kalorienzufuhr soll nach Verringerung der postprandialen Schmerzen erhöht werden.
  → **Empfehlung Grad C**

### Indikationen

- Mehr als 80 % der Patienten können ausreichend mit oraler Kost und der Supplementation von Pankreasenzymen behandelt werden.
  → **Empfehlung Grad B**
- 10–15 % der Patienten benötigen Trinknahrung.
  → **Empfehlung Grad C**
- Bei ca. 5 % der Patienten mit chronischer Pankreatitis kommt eine Sondenernährung in Betracht.
  → **Empfehlung Grad C**

### Spezifische Kontraindikationen

- Duodenalstenose.
  → **Empfehlung Grad C**

## 14.2 Akute Pankreatitis – parenterale Ernährung

*R.-J. Schulz, S. C. Bischoff, B. Koletzko*

Aktuel Ernaehr Med 2007; 32 (Suppl. 1): S93–S96

**Indikation und Zeitpunkt der PE** (Abb. 14.1)

- Im Falle einer notwendigen künstlichen Ernährung bei einer schweren akuten Pankreatitis ist eine enterale Ernährung einer parenteralen Ernährungsform eindeutig überlegen.
  → **Empfehlung Grad A**
- Eine Unverträglichkeit der enteralen Ernährung führt bei Komplikationen, wie Pseudozysten, intestinalen und pankreatischen Fisteln, pankreatischen Abszessen oder pankreatischem Aszites, zum Einsatz der total parenteralen Ernährung.
  → **Empfehlung Grad B**
- Sollte eine enterale Ernährung nicht möglich sein, ist eine parenterale Ernährung erst nach frühestens 5 Tagen nach Klinikeintreffen zu empfehlen.
  → **Empfehlung Grad C**

**Energiezufuhr**

- Der Energiebedarf liegt zwischen 25 und 35 kcal/kg KG/Tag.
  → **Empfehlung Grad A**

**Substratzufuhr** (Abb. 14.1)

- Bei akuter Pankreatitis kann eine Standardlösung inklusive Fett verabreicht werden.
  → **Empfehlung Grad C**
  Zur Deckung des Energiebedarfs können Fette verabreicht werden und sollten einem regelmäßigen Monitoring unterliegen (Triglyceride).
- Kohlenhydrate als wichtigste Energiequelle: Glucosegabe (maximal 3–4 g/kg KG/Tag) wirkt der intrinsischen Glukoneogenese aus Proteindegradation entgegen (s. auch Kapitel 3 „Kohlenhydrate“, S. 7). Glucose anstelle von Fetten als Energielieferant vermindert das potenzielle Risiko der Hyperlipidämie. Eine Hyperlipidämie ist bei akuter Pankreatitis oft zu sehen. Sie bildet sich meistens spontan zurück. Regelmäßiges Bestimmen der Triglyceride ist aber nötig (maximaler tolerierter Wert 400 mg/dl).
  → **Empfehlung Grad B**
- Eine ausgeglichene Stickstoffbilanz kann mit Aminosäuren erzielt und aufrechterhalten werden. Die Zufuhr der Aminosäuren sollte 1,2–1,5 g/kg KG/Tag erreichen.
  → **Empfehlung Grad A**

- Die zusätzliche Anreicherung der total parenteralen Ernährung mit Glutamin sollte bei schweren Verlaufsformen einer Pankreatitis erwogen werden. Der klinische Verlauf wird dadurch verbessert.
  → **Empfehlung Grad B**
- Die intravenöse Gabe von Lipidemulsionen ist sicher beim Monitoring des Triglyceridspiegels (< 400 mg/dl).
  → **Empfehlung Grad C**
- Aussagen zu besonders vorteilhaften Fettsäuremischungen können bisher bei der Pankreatitis nicht sicher getroffen werden.

# 15 Lebererkrankungen – enterale[1] und parenterale[2] Ernährung

*M. Plauth, E. Cabré, O. Riggio, M. Assis-Camilo, M. Pirlich, J. Kondrup*
*DGEM: M. Plauth, P. Ferenci, E. Holm, S. vom Dahl, J. Kondrup, M.J. Müller, W. Nolte*

[1]Clin Nutr 2006; 25 (2): 285–294

*M. Plauth, T. Schütz*

[2]Aktuel Ernaehr Med 2007; 32 (Suppl. 1): S97-S105

## Alkoholische Steatohepatitis (ASH, Alkoholhepatitis mit/ohne Zirrhose)

### Ernährungsdiagnostik

➤ Verwenden Sie einfache, am Krankenbett durchführbare Untersuchungsmethoden, wie z. B. das Subjective Global Assessment (SGA; siehe Anhang 1, S. 112) oder Anthropometrie, um Patienten mit einem mangelernährungsbedingten Risiko zu identifizieren.
→ **Empfehlung Grad C**

### Indikation und Zeitpunkt für eine künstliche Ernährung

➤ Verwenden Sie eine supplementierende enterale Ernährung, wenn der Patient seinen Kalorienbedarf nicht mit normaler Kost decken kann.
→ **Empfehlung Grad A**

➤ ASH-Patienten, die auf oralem oder enteralem Wege ausreichend ernährt werden können, aber aus medizinischen Gründen eine vorübergehende, über 12 h hinausgehende Nahrungskarenz (nächtliche Nahrungskarenz mitrechnen!) einhalten müssen, sollen eine basale Glucosezufuhr (2–3 g/kg KG/Tag) erhalten. Dauert diese Karenz länger als 72 h, ist eine total parenterale Ernährung erforderlich.
→ **Empfehlung Grad C**

➤ Der sofortige Beginn der parenteralen Ernährung ist indiziert bei ASH-Patienten mit mäßiger oder schwerer Mangelernährung, die auf oralem oder enteralem Wege nicht ausreichend ernährt werden können.
→ **Empfehlung Grad A**

### Energie- und Substratbedarf

➤ Für Patienten mit ASH kann in einer praxisnahen Vereinfachung ein Energiebedarf in Höhe des 1,3-Fachen des mit einer Formel errechneten Grundumsatzes angenommen werden.
→ **Empfehlung Grad C**

- Empfohlene Energiezufuhr: 30 kcal/kg KG/Tag.
  → **Empfehlung Grad C**
- Empfohlene Eiweißzufuhr: 1,2–1,5 g/kg KG/Tag.
  → **Empfehlung Grad C**

**Art der enteralen Nahrung und Applikationsweg**

- Generell werden hochmolekulare Nahrungen empfohlen.
  → **Empfehlung Grad C**
- Ziehen Sie bei Patienten mit Aszites Nahrungen mit hoher Energiedichte in Betracht.
  → **Empfehlung Grad C**
- Verwenden Sie bei Patienten mit hepatischer Enzephalopathie, die während einer enteralen Ernährung auftritt, Nahrungen, die mit verzweigtkettigen Aminosäuren angereichert sind.
  → **Empfehlung Grad A**
- Für die enterale Ernährung ist die Trinknahrung der Sondenernährung vorzuziehen.
  → **Empfehlung Grad B**
- Wählen Sie eine enterale Ernährung über Sonde, wenn der Patient keine ausreichende orale Zufuhr (normale Kost und Trinknahrung) beibehalten oder erreichen kann (auch beim Vorliegen von Ösophagusvarizen).
  → **Empfehlung Grad A**
- Die Anlage einer perkutanen endoskopischen Gastrostomie (PEG) ist mit einem höheren Komplikationsrisiko verbunden und wird deshalb nicht empfohlen.
  → **Empfehlung Grad C**

**Substratzufuhr bei total parenteraler Ernährung**

- Die Kohlenhydratzufuhr sollte ausschließlich durch Glucose erfolgen und 50–60 % des Nichtprotein-Energiebedarfs decken.
  → **Empfehlung Grad C**
- Es sollten Fettemulsionen mit einem gegenüber reinen Sojaölemulsionen herabgesetzten Gehalt an ω-6-ungesättigten Fettsäuren gegeben werden und 40–50 % des Nichtprotein-Energiebedarfs decken.
  → **Empfehlung Grad C**
- Die Aminosäurenzufuhr sollte 1,2 g/kg KG/Tag bei nicht oder mäßig Mangelernährten und 1,5 g/kg KG/Tag bei schwer Mangelernährten betragen.
  → **Empfehlung Grad C**
- Wasser- und fettlösliche Vitamine sowie Mineralstoffe und Spurenelemente müssen zur Deckung des Tagesbedarfs täglich verabreicht werden (s. Kapitel 5 „Wasser, Elektrolyte, Vitamine und Spurenelemente“, S. 11).
  → **Empfehlung Grad C**

## Leberzirrhose

### Ernährung und Outcome

- Enterale Ernährung verbessert bei Patienten mit Leberzirrhose den Ernährungszustand und die Leberfunktion, vermindert Komplikationen und verlängert das Überleben und wird deshalb empfohlen.
  → **Empfehlung Grad A**
- Die orale Gabe von verzweigtkettigen Aminosäuren kann bei fortgeschrittener Zirrhose das klinische Outcome verbessern.
  → **Empfehlung Grad B**

### Ernährungsdiagnostik

- Verwenden Sie einfache, am Krankenbett durchführbare Untersuchungsmethoden, wie z. B. das Subjective Global Assessment (SGA; siehe Anhang 1, S. 112) oder Anthropometrie, um Patienten mit einem mangelernährungsbedingten Risiko zu identifizieren.
  → **Empfehlung Grad C**
- Der Phasenwinkel oder die Körperzellmasse, gemessen mit bioelektrischer Impedanzanalyse (BIA), eignen sich zur Quantifizierung einer Mangelernährung trotz einiger Einschränkungen bei Patienten mit Aszites.
  → **Empfehlung Grad B**

### Indikation und Zeitpunkt für eine künstliche Ernährung

- Verwenden Sie eine supplementierende enterale Ernährung, wenn der Patient seinen Kalorienbedarf nicht mit normaler Kost trotz angemessener, individueller Ernährungsberatung decken kann.
  → **Empfehlung Grad A**
- Zirrhosepatienten, die auf oralem oder enteralem Wege ausreichend ernährt werden können, aber aus medizinischen Gründen eine vorübergehende, über 12 h hinausgehende Nahrungskarenz (nächtliche Nahrungskarenz mitrechnen!) einhalten müssen, sollen eine basale Glucosezufuhr (2–3 g/kg KG/Tag) erhalten. Dauert diese Karenz länger als 72 h, ist eine total parenterale Ernährung erforderlich.
  → **Empfehlung Grad C**
- Der sofortige Beginn der parenteralen Ernährung ist indiziert bei Zirrhosepatienten mit mäßiger oder schwerer Mangelernährung, die auf oralem oder enteralem Wege nicht ausreichend ernährt werden können.
  → **Empfehlung Grad C**
- Bei höhergradiger hepatischer Enzephalopathie (HE), insbesondere bei HE Grad IV, ist bei gestörten Schutzreflexen und ungeschützten Atemwegen der parenterale Zufuhrweg für die Ernährung in Betracht zu ziehen.
  → **Empfehlung Grad C**

### Energie- und Substratbedarf

- Für Patienten mit Leberzirrhose kann in einer praxisnahen Vereinfachung ein Energiebedarf in Höhe des 1,3-Fachen des mit einer Formel errechneten Grundumsatzes angenommen werden.
  → **Empfehlung Grad B**
- Empfohlene Energiezufuhr: 30 kcal/kg KG/Tag.
  → **Empfehlung Grad C**
- Empfohlene Eiweißzufuhr: 1,2–1,5 g/kg KG/Tag.
  → **Empfehlung Grad C**

### Art der enteralen Nahrung und Applikationsweg

- Generell werden hochmolekulare Lösungen empfohlen.
  → **Empfehlung Grad C**
- Ziehen Sie bei Patienten mit Aszites Nahrungen mit hoher Energiedichte in Betracht.
  → **Empfehlung Grad C**
- Verwenden Sie bei Patienten mit hepatischer Enzephalopathie, die während einer enteralen Ernährung auftritt, Nahrungen, die mit verzweigtkettigen Aminosäuren angereichert sind.
  → **Empfehlung Grad A**
- Wenn der Patient keine ausreichende orale Zufuhr durch normale Kost beibehalten kann, empfehlen Sie
  - Trinknahrung
  → **Empfehlung Grad C**
  - oder Sondenernährung (auch beim Vorliegen von Ösophagusvarizen).
  → **Empfehlung Grad A**
- Die Anlage einer perkutanen endoskopischen Gastrostomie (PEG) ist mit einem höheren Komplikationsrisiko verbunden und wird deshalb nicht empfohlen.
  → **Empfehlung Grad C**

### Substratzufuhr bei total parenteraler Ernährung

- Wenn die PE als ausschließliche Ernährungsform angewendet wird, muss sie als total parenterale Ernährung mit Zufuhr aller erforderlichen Makro- und Mikronährstoffe erfolgen.
  → **Empfehlung Grad C**
- Wasser, Elektrolyte, wasser- und fettlösliche Vitamine sowie Spurenelemente müssen zur Deckung des Tagesbedarfs täglich verabreicht werden (s. Kapitel 5 „Wasser, Elektrolyte, Vitamine und Spurenelemente“, S. 11).
  → **Empfehlung Grad C**

- Die *Kohlenhydratzufuhr* sollte ausschließlich mittels Glucose erfolgen und 50–60 % des Nichtprotein-Energiebedarfs decken (s. Kapitel 3 „Kohlenhydrate“, S. 7).
  → **Empfehlung Grad C**
- Eine durch die parenterale Ernährung bedingte Hyperglykämie sollte auf jeden Fall vermieden werden.
  → **Empfehlung Grad A**
- Bei Hyperglykämie sollten eine Reduktion der Kohlenhydratzufuhr auf 2–3 g/kg KG/Tag sowie bei Bedarf eine kontinuierliche Insulingabe erfolgen.
  → **Empfehlung Grad C**
- Es sollten *Fettemulsionen* mit einem gegenüber reinen Sojaölemulsionen herabgesetzten Gehalt an ω-6-ungesättigten Fettsäuren gegeben werden und 40–50 % des Nichtprotein-Energiebedarfs decken.
  → **Empfehlung Grad C**
- *Aminosäuren* sollen in einer Dosierung von 1,2 g/kg KG/Tag bei kompensierter Zirrhose ohne schwere Mangelernährung und von 1,5 g/kg KG/Tag bei dekompensierter Zirrhose mit schwerer Mangelernährung appliziert werden.
  → **Empfehlung Grad A**
- Bei Enzephalopathie ≤ Grad II sollte eine Standardlösung und bei Enzephalopathie Grad III–IV sollte eine leberadaptierte Komplettlösung gegeben werden. Diese Lösungen enthalten verzweigtkettige Aminosäuren in erhöhter und aromatische Aminosäuren, Methionin und Tryptophan in verminderter Konzentration.
  → **Empfehlung Grad A**

## Besonderheiten bei Transplantation und Operation

Siehe hierzu auch Kapitel 11 „Chirurgie einschließlich Organtransplantation“, S. 40.

### Präoperativ

Für Indikation, Durchführung und Applikationsweg der künstlichen Ernährung und Art der Nahrung gelten die Empfehlungen für Patienten mit Leberzirrhose.

- Es konnte bisher nicht gezeigt werden, dass eine präoperative Ernährung über Sonde oder mit Trinknahrung die perioperative Mortalität oder die Komplikationsrate verbessert.
- Es besteht jedoch eine klare Empfehlung für eine Ernährungstherapie bei mangelernährten Patienten mit Leberzirrhose (s. dort, S. 72).
- Ziehen Sie bei Kindern, die auf eine Lebertransplantation warten, die Gabe von verzweigtkettigen Aminosäuren in Betracht.
  → **Empfehlung Grad B**

**Ernährung und Outcome postoperativ**

- Die frühzeitige normale Kost oder enterale Ernährung wird für transplantierte oder chirurgische Patienten mit Leberzirrhose empfohlen, um perioperative Komplikationen – besonders Infektionen – zu minimieren.
  → **Empfehlung Grad B**

**Indikation und Zeitpunkt für eine künstliche Ernährung**

- Beginnen Sie mit normaler Kost/enteraler Ernährung innerhalb von 12–24 h postoperativ.
  → **Empfehlung Grad B**
- Beginnen Sie auch nach anderen chirurgischen Eingriffen frühzeitig mit normaler Kost oder enteraler Ernährung.
  → **Empfehlung Grad B**
- Nach einer Lebertransplantation sollten die Patienten früh postoperativ ernährt werden; die PE ist nach der enteralen Ernährung die Option der zweiten Wahl.
  → **Empfehlung Grad C**
- Zirrhosepatienten sollten abweichend von den Empfehlungen für andere Patienten nach einem operativen Eingriff eine frühe postoperative (zusätzliche) PE erhalten, wenn sie auf oralem oder enteralem Wege nicht ausreichend ernährt werden können.
  → **Empfehlung Grad A**

**Energie- und Substratbedarf**

- Empfohlene Energiezufuhr: 30 kcal/kg KG/Tag.
  → **Empfehlung Grad C**
- Empfohlene Eiweißzufuhr: 1,2–1,5 g/kg KG/Tag.
  → **Empfehlung Grad C**
- Zur Frage der Spender- bzw. Organkonditionierung mit dem Ziel der Minimierung eines Ischämie-/Reperfusionsschadens durch parenterale Gabe von Glutamin und Arginin kann keine Empfehlung gegeben werden.

**Art der enteralen Nahrung und Applikationsweg**

- Generell werden hochmolekulare Nahrungen empfohlen.
  → **Empfehlung Grad C**
- Ziehen Sie bei Patienten mit Aszites Nahrungen mit hoher Energiedichte aus Gründen der Flüssigkeitsbilanz in Betracht.
  → **Empfehlung Grad C**
- Verwenden Sie bei Patienten mit hepatischer Enzephalopathie, die während einer enteralen Ernährung auftritt, Nahrungen, die mit verzweigtkettigen Aminosäuren angereichert sind.
  → **Empfehlung Grad A**

- Eine frühzeitige enterale Ernährung sollte über eine nasogastrale Sonde oder eine Katheterjejunostomie erfolgen.
  → **Empfehlung Grad B**

## Akutes Leberversagen

### Indikation und Zeitpunkt für eine künstliche Ernährung

- Die Indikation zur künstlichen Ernährung bei akutem Leberversagen ist unabhängig vom Ernährungszustand in Analogie zum Intensivpatienten dann zu sehen, wenn eine orale Ernährung innerhalb von 5–7 Tagen nicht wieder aufgenommen werden kann (s. Kapitel 10 „Intensivmedizin", S. 35).
- Dabei ist in erster Linie die enterale Ernährung über eine nasoduodenale Sonde anzustreben.
  → **Empfehlung Grad C**

### Energie- und Substratzufuhr

- Im akuten Leberversagen kann es zu einer hypermetabolen Stoffwechsellage kommen. Der individuelle Energiebedarf sollte deshalb durch Umsatzmessungen mittels indirekter Kalorimetrie ermittelt werden.
  → **Empfehlung Grad C**
- Eine ausreichende Glucosezufuhr (2–3 g/kg KG/Tag) ist obligat zur Prophylaxe bzw. Behandlung von Hypoglykämien.
  → **Empfehlung Grad C**
  Zuckeraustauschstoffe bieten bei akutem Leberversagen keinen bewiesenen Vorteil; Xylit muss vor seiner Verwertung ohnehin durch die Leber metabolisiert werden.
- Die kombinierte Energiezufuhr mittels Fett (0,8–1,2 g/kg KG/Tag) und Glucose wird praktiziert und bietet Vorteile bei der Insulinresistenz.
  → **Empfehlung Grad C**
- Bei hyperakutem Leberversagen ist die Aminosäuregabe nicht erforderlich. Bei akutem oder subakutem Leberversagen sollten Aminosäuren (0,8–1,2g/kg KG/Tag bei parenteraler Ernährung) bzw. Eiweiß (0,8–1,2 g/kg KG/Tag bei enteraler Ernährung) zur Unterstützung der Proteinsynthese eingesetzt werden.
  → **Empfehlung Grad C**

# 16 Nierenversagen beim Erwachsenen

## 16.1 Nierenversagen beim Erwachsenen – enterale Ernährung

*N. Cano, E. Fiaccadori, P. Tesinsky, G. Toigo, W. Druml*
*DGEM: W. Druml, M. Kuhlmann, H. Mann, W.H. Hörl*

Clin Nutr 2006; 25 (2): 295–310

### Akutes Nierenversagen (ANV)

#### Allgemeines

- Der Bedarf an Makronährstoffen wird weniger vom akuten Nierenversagen (ANV) als vielmehr vom Schweregrad der Grunderkrankung, Art und Dosis der extrakorporalen Nierenersatzverfahren, dem Ernährungszustand und den auftretenden Komplikationen bestimmt (Tab. 16.1). Die extrakorporale Behandlung führt zu größeren Verlusten an Mikronährstoffen, die ergänzt werden sollten.
- Überwachen Sie den Status der Mikronährstoffe, da eine übermäßige Zufuhr auch toxisch wirken kann.
  → **Empfehlung Grad C**

**Tab. 16.1** Nährstoffbedarf bei Patienten mit ANV (Nichtprotein-Kalorien)

| | |
|---|---|
| Energie | 20–30 kcal/kg KG/Tag* |
| Kohlenhydrate | 3–5 (max. 7) g/kg KG/Tag |
| Fett | 0,8–1,2 (max. 1,5) g/kg KG/Tag |
| Essenzielle und nichtessenzielle Aminosäuren | |
| • konservative Therapie | 0,6–0,8 (max. 1,0) g/kg KG/Tag |
| • extrakorporale Therapie | 1,0–1,5 g/kg KG /Tag |
| • kontinuierliche Nierenersatztherapien, bei Hyperkatabolismus | bis max. 1,7 g/kg KG/Tag |

* *Bei Untergewicht oder Adipositas dem individuellen Bedarf anzupassen.*

- 1000–2000 kcal/Tag der meisten Standardnahrungen decken normalerweise den Tagesbedarf an Elektrolyten. Nehmen Sie jedoch eine individuelle Anpassung vor, da der Bedarf variieren kann. Durch Plasma-Elektrolyt-Monitoring sollte eine Hypokaliämie und/oder Hypophosphatämie nach Beginn einer enteralen Ernährung (Refeeding-Syndrom) vermieden werden.
  → **Empfehlung Grad C**

**Indikationen**

- Mangelernährung ist die Hauptindikation für eine enterale Ernährung.
- Bei Patienten mit unkompliziertem ANV ernähren Sie über Sonde, wenn eine normale Kost und Trinknahrung nicht zur Deckung des geschätzten Bedarfs ausreichen.
  → **Empfehlung Grad C**
- Bei schwerem ANV gelten die Empfehlungen für Intensivpatienten (s. Kapitel 10 „Intensivmedizin – Enterale Ernährung“, S. 35). Wenn möglich sollte innerhalb von 24 h mit der enteralen Ernährung begonnen werden.
  → **Empfehlung Grad C**

**Applikationsweg**

- Bei unkompliziertem ANV kann ergänzende Trinknahrung zur Bedarfsdeckung beitragen, wenn die spontane Nahrungsaufnahme nicht ausreicht.
  → **Empfehlung Grad C**
- Verwenden Sie eine nasogastrale Sonde als Standardzugang für eine enterale Ernährung. Ausgeprägte gastrointestinale Motilitätsstörungen können eine jejunale Sondenplatzierung notwendig machen.
  → **Empfehlung Grad C**
- Wenn eine ausreichende Ernährung nicht über die Sonde sicherzustellen ist, *kann* zusätzliche parenterale Ernährung nötig werden.
  → **Empfehlung Grad C**

**Art der enteralen Nahrung**

- Bei der Mehrzahl der Patienten sind Standardnahrungen angemessen.
  → **Empfehlung Grad C**
- Speziell für das chronische Nierenversagen unter Hämodialysetherapie entwickelte Diäten können auch bei ANV die metabolische Führung erleichtern (Vermeidung von Elektrolytentgleisungen).
  → **Empfehlung Grad C**

## Chronisches Nierenversagen, konservativ behandelt (CNV)

### Allgemeines

- Bei gehfähigen stabilen CNV-Patienten mit Idealgewicht ± 10% wird eine *Energiezufuhr* von 35 kcal/kg KG/Tag empfohlen.
  → **Empfehlung Grad A**
  Bei übergewichtigen oder mangelernährten Patienten kann eine Anpassung der Energiezufuhr notwendig sein.
- Die Empfehlungen für die *Eiweißzufuhr* bei metabolisch stabilen Patienten mit CNV zeigt Tab. 16.2.
  → **Empfehlung Grad B**
- Die Empfehlungen für den *Mineralstoffbedarf* für metabolisch stabile Patienten mit CNV sind in Tab. 16.3 dargestellt.
  → **Empfehlung Grad B**

**Tab. 16.2** Empfehlungen für die Eiweißzufuhr (g/kg KG/Tag) bei metabolisch stabilen Patienten mit chronischem Nierenversagen (nach 1, 2)

| | ESPEN | NKF |
|---|---|---|
| GFR = 25–70 ml/min | 0,55–0,60 (2/3 HBW) | – |
| GFR < 25 ml/min | 0,55–0,60 (2/3 HBW)<br>oder<br>0,28 + EAA oder EAA + KA | 0,60<br>oder<br>0,75 (Intoleranz oder inadäquate Energiezufuhr) |

*ESPEN: European Society for Clinical Nutrition and Metabolism, NKF: National Kidney Foundation, EAA: essenzielle Aminosäuren, GFR: glomeruläre Filtrationsrate, HBW: hohe biologische Wertigkeit, KA: Ketoanaloga*

**Tab. 16.3** Empfehlungen für den Mineralstoffbedarf für metabolisch stabile Patienten mit chronischem Nierenversagen

| | | |
|---|---|---|
| Phosphat | 600–1000* | mg/Tag |
| Kalium | 1500–2000** | mg/Tag |
| Natrium | 1,8–2,5 | g/Tag |
| Flüssigkeit | keine Einschränkung | |

* *abhängig von körperlicher Aktivität, Magermasse, Alter, Geschlecht, Ausmaß der Mangelernährung*
** *Der Bedarf kann individuell sehr unterschiedlich sein.*

### Indikationen

- Wenn eine ausreichende Nahrungsaufnahme trotz Ernährungsberatung und Trinknahrung nicht möglich ist, sollte eine Sondenernährung eingesetzt werden.
  → **Empfehlung Grad C**
- Ziehen Sie eine enterale Ernährung in Betracht bei:
  - Patienten mit CNV und zusätzlich akut katabolen Zuständen, bei denen eine orale Nahrungszufuhr nicht möglich ist. Behandeln Sie diese Patienten in Bezug auf Stoffwechsel und Ernährung wie ANV-Patienten.
  - Patienten mit CNV, die oral keine ausreichende Nahrungsaufnahme erreichen können. Ziehen Sie eine nächtliche Sondenernährung in Betracht, um die Nährstoffzufuhr zu optimieren.

  → **Empfehlung Grad C**
- Ältere Patienten mit CNV brauchen besondere Aufmerksamkeit. Nährstoffbedarf und Notwendigkeit der Zusatzernährung wurde bisher nicht untersucht, obwohl die Prävalenz von urämischen Erkrankungen bei Patienten über 75 Jahre steigt.
  → **Empfehlung Grad C**

### Art der enteralen Nahrung

- Verwenden Sie Standardnahrungen für die kurzfristige enterale Ernährung bei mangelernährten Patienten mit CNV.
  → **Empfehlung Grad C**
- Setzen Sie für eine enterale Ernährung über 5 Tage Spezial- oder krankheitsspezifische Sondennahrungen (eiweißlimitiert und mit reduziertem Mineralstoffgehalt) ein.
  → **Empfehlung Grad C**
- Ziehen Sie die Verwendung von essenziellen Aminosäuren und Ketoanaloga in Verbindung mit eiweißarmen Nahrungen in Betracht, um die Progression des Nierenversagens zu verzögern.
  → **Empfehlung Grad B**

## Patienten unter intermittierender Hämodialyse (HD)

### Allgemeines

- Akut kranke HD-Patienten sollten nach den Prinzipien des ANV behandelt werden.
  → **Empfehlung Grad B**
- Empfehlungen für die *Protein- und Energiezufuhr* bei erwachsenen Patienten mit HD und kontinuierlicher ambulanter Peritonealdialyse (CAPD) zeigt Tab. 16.4.
  → **Empfehlung Grad B**

**Tab. 16.4** Empfehlungen für die Protein- und Energiezufuhr bei erwachsenen Patienten mit Hämodialyse und kontinuierlicher ambulanter Peritonealdialyse (nach 3, 4)

| | ESPEN | NKF |
|---|---|---|
| Proteinzufuhr (g/kg KG/Tag) | | |
| HD | 1,2–1,4 (> 50 % HBW) | 1,2 (> 50 % HBW) |
| CAPD | 1,2–1,5 (> 50 % HBW) | 1,2–1,3 (> 50 % HBW) |
| Energiezufuhr (kcal/kg KG/Tag) | | |
| HD | 35 | 35 (< 60 Jahre) |
| CAPD | 35 | 30 (< 60 Jahre) |

*ESPEN: European Society for Clinical Nutrition and Metabolism, NKF: National Kidney Foundation, CAPD: kontinuierliche ambulante Peritonealdialyse, HBW: hohe biologische Wertigkeit*

**Tab. 16.5** Mineralstoffbedarf bei Patienten mit Hämodialyse und kontinuierlicher ambulanter Peritonealdialyse

| | | |
|---|---|---|
| Phosphat | 800–1000* | mg/Tag |
| Kalium | 2000–2500* | mg/Tag |
| Natrium | 1,8–2,5* | g/Tag |
| Flüssigkeit | 1000 + Unrinvolumen | ml |

* *individueller Bedarf kann in akuten Situationen variieren*

- Der *Mineralstoffbedarf* bei Patienten mit HD und CAPD ist Tab. 16.5 zu entnehmen.
  → **Empfehlung Grad B**

- Wegen der dialysebedingten Verluste müssen wasserlösliche Vitamine in erhöhter Dosis substituiert werden. Vitamin D sollte angepasst an den Serumcalcium-, Phosphor- und den Parathormonspiegel gegeben werden.
- Eine Hämodialyse führt nicht zu signifikanten Verlusten von Spurenelementen. Bei depletierten Patienten kann eine Supplementierung mit Zink 15 mg/Tag und Selen 50–70 µg/Tag sinnvoll sein.

### Indikationen

- Eine Ernährungstherapie ist indiziert bei mangelernährten HD-Patienten (definiert durch niedrige Ernährungsparameter, wie hauptsächlich BMI < 20 kg/m², Körpergewichtsverlust > 10 % in 6 Monaten, Serumalbumin < 35 g/l und Serumpräalbumin < 300 mg/l).
  → **Empfehlung Grad C**

- Ziehen Sie eine enterale Ernährung in Betracht bei:
  - HD-Patienten mit zusätzlich akut katabolen Zuständen, bei denen eine orale Nahrungszufuhr nicht möglich ist. Behandeln Sie diese Patienten in Bezug auf Stoffwechsel und Ernährung wie ANV-Patienten.
  - HD-Patienten, die oral keine ausreichende Nahrungsaufnahme erreichen können. Ziehen Sie eine Sondenernährung in Betracht, um die Nährstoffzufuhr zu optimieren.
  - HD-Patienten, die nicht bei Bewusstsein sind, z. B. neurologische Patienten, Patienten in Pflegeheimen, die eine enterale Ernährung brauchen.
- Die Sondenernährung sollte auf Stoffwechselveränderungen in Zusammenhang mit der HD angepasst werden.
- Bei mangelernährten Patienten, die Trinknahrungen nicht tolerieren bzw. eine tägliche Sonderernährung nicht benötigen, kann eine intradialytische parenterale Ernährung erwogen werden.
  → **Empfehlungsgrad C**

**Applikationsweg**

- Setzen Sie Trinknahrung zur Verbesserung des Ernährungsstatus ein.
  → **Empfehlung Grad A**
- Setzen Sie eine Sondenernährung ein, wenn Ernährungsberatung und Trinknahrungen keinen Erfolg zeigen.
  → **Empfehlung Grad C**
- Trinknahrung sollte bei ansprechbaren HD-Patienten die bevorzugte Wahl sein.
- Eine Sondenernährung über eine nasogastrale Sonde sollte eingeführt werden, wenn die empfohlene Nährstoffzufuhr durch Trinknahrung nicht oder nur unzureichend erreicht wird.
  → **Empfehlung Grad C**
- Bei Patienten mit Gastroparese, bei denen eine Behandlung mit Prokinetika nicht erfolgreich ist, sollte eine Nasojejunalsonde gelegt werden.
  → **Empfehlung Grad C**
- Erwägen Sie das Legen einer PEG oder einer PEJ bei einer Langzeiternährung.
  → **Empfehlung Grad C**

**Art der enteralen Nahrung**

- Behandeln Sie akut kranke dialysepflichtige Patienten mit CNV wie ANV-Patienten.
  → **Empfehlung Grad C**
- Setzen Sie bei oraler Supplementierung Standardtrinknahrungen ein.
  → **Empfehlung Grad C**
- Bevorzugen Sie bei Sondenernährung HD-spezifische Nahrungen.
  → **Empfehlung Grad C**
- Beachten Sie den Phosphat- und Natriumgehalt der Nahrungen.

## 16.2 Nierenversagen beim Erwachsenen – parenterale Ernährung

*W. Druml, H. P. Kierdorf*

Aktuel Ernaehr Med 2007; 32 (Suppl. 1): S106–S113

**Indikationen**

- Wenn immer möglich, sollte bei Patienten mit Nierenversagen eine zumindest partielle enterale Ernährung versucht werden.
  → **Empfehlung Grad C**
- Bei folgenden Patientengruppen mit Nierenversagen kann eine parenterale Ernährung notwendig werden:
  - Patienten mit akutem bzw. chronischem Nierenversagen (ANV bzw. CNV) und zusätzlichen akuten Erkrankungen ohne extrakorporalen Nierenersatz,
  - Patienten mit ANV und Patienten mit CNV und zusätzlichen akuten Erkrankungen unter extrakorporaler Nierenersatztherapie, Hämodialysetherapie (HD), Peritonealdialyse (PD) oder kontinuierlicher Nierenersatztherapie,
  - Patienten unter HD-Therapie mit intradialytischer parenteraler Ernährung.

  → **Empfehlung Grad C**

**Stoffwechselsituation bei Patienten mit Nierenversagen**

- Umfangreiche metabolische Störungen und Änderungen des Nährstoffbedarfes machen bei Patienten mit Nierenversagen die Verwendung von spezifisch adaptierten Nährlösungen notwendig.
  → **Empfehlung Grad C**

### Parenterale Nährsubstrate für Patienten mit Nierenversagen

**Aminosäurelösungen**

- Spezielle Aminosäurelösungen für Patienten mit Nierenversagen (sog. „Nephrolösungen") zeigen günstige Effekte auf einige Surrogatparameter. Ein Einfluss auf klinische Endpunkte wurde nicht dokumentiert.
  → **Evidenzgrad IV**
- Früher verwendete Lösungen mit ausschließlich essenziellen Aminosäuren sollten nicht mehr verwendet werden.
  → **Empfehlung Grad A**

**Fettemulsionen**

- Patienten mit Nierenversagen sollten bei der parenteralen Ernährung Lipidemulsionen in einer Triglyceriddosierung bis zu etwa 1 g/kg KG/Tag unter regelmäßiger Kontrolle der Plasmatriglyceride erhalten.
  → **Empfehlung Grad C**

**Kohlenhydrate**

- Bei Patienten mit Nierenversagen sollte in der parenteralen Ernährung Glucose als Kohlenhydrat verwendet werden.
  → **Empfehlung Grad C**
- Unter einer parenteralen Ernährung muss eine Normoglykämie angestrebt werden. Aufgrund der Insulinresistenz ist bei diesen Patienten häufig eine Insulingabe notwendig.
  → **Empfehlung Grad A**

**L-Carnitin**

- Bei mangelernährten und bei kritisch kranken Patienten unter Nierenersatztherapie (und damit erhöhtem Verlust) ist die Gabe von L-Carnitin (500 mg/Tag) gerechtfertigt.
  → **Empfehlung Grad C**

**Fettlösliche Vitamine**

- Patienten mit chronischem Nierenversagen benötigen zusätzlich zur Standardzufuhr an fettlöslichen Vitaminen bei der parenteralen Ernährung eine individuell dosierte pharmakologische Therapie mit Vitamin $D_3$ bzw. dessen Analoga.
  → **Empfehlung Grad C**
- Sowohl Patienten mit CNV und akuter Begleiterkrankung als auch Patienten mit ANV haben einen erhöhten Bedarf an Vitamin E.
  → **Empfehlung Grad C**

**Wasserlösliche Vitamine**

- Patienten unter Nierenersatztherapie und mangelernährte Patienten ohne Nierenersatztherapie sollten mit der parenteralen Ernährung etwa das Zweifache des normalen Tagesbedarfes an wasserlöslichen Vitaminen erhalten.
  → **Empfehlung Grad C**
- Eine überhöhte Zufuhr von Vitamin C (> 250 mg/Tag) kann mit Nachteilen verbunden sein, insbesondere zu einer erhöhten Oxalatbildung führen.
  → **Empfehlung Grad B**

**Spurenelemente**

- Patienten unter Nierenersatztherapie und mangelernährte Patienten ohne Nierenersatztherapie sollten mit der parenteralen Ernährung den empfohlenen Tagesbedarf an Spurenelementen erhalten.
  → **Empfehlung Grad C**

- Die Selenzufuhr sollte zumindest bei Patienten unter Nierenersatztherapie $> 200$ µg/Tag betragen.
  → **Empfehlung Grad B**

**Elektrolyte**

- Bei Patienten mit Nierenversagen muss die Elektrolytzufuhr individuell dosiert werden.
  → **Empfehlung Grad C**

### Parenterale Ernährung bei Patienten mit ANV/CNV ohne und mit Nierenersatztherapie

#### Parenterale Ernährung bei Patienten mit ANV/CNV ohne Nierenersatztherapie

- Bei akut kranken nicht hyperkatabolen Patienten mit CNV entspricht der Substratbedarf dem von Patienten mit ANV ohne Nierenersatztherapie (Tab. 16.6).
  → **Empfehlung Grad C**
- Bei Patienten mit Nierenversagen sollte mit der parenteralen Ernährung langsam (ca. 50 % des Erhaltungsbedarfs) begonnen werden, um die Verwertung der zugeführten Nährstoffe überprüfen zu können und das Auftreten metabolischer Entgleisungen zu vermeiden.
  → **Empfehlung Grad C**

**Tab. 16.6** Parenteraler Nährstoffbedarf bei ANV/CNV ohne Nierenersatztherapie (nach 1, 2, 5, 6)

| | | |
|---|---|---|
| Energie | 20–25 | kcal/kg KG/Tag |
| Aminosäuren | 0,6–1,0* | g/kg KG/Tag |
| Kohlenhydrate | 3–5 | g/kg KG/Tag |
| Fett | 0,8–1,2** | g/kg KG/Tag |
| L-Carnitin | 0,5*** | g/Tag |
| Wasserlösliche Vitamine | doppelter Tagesbedarf | |
| Fettlösliche Vitamine | einfacher Tagesbedarf | |
| Spurenelemente | einfacher Tagesbedarf | |
| Elektrolyte**** | Phosphat/Kalium-Restriktion oft notwendig | |
| Flüssigkeit**** | | |

**abhängig vom Ausmaß des Katabolismus und der Toleranz, **Monitoring der Plasmatriglyceride notwendig, ***optional, ****der individuelle Bedarf ist sehr unterschiedlich*

**Parenterale Ernährung bei Patienten mit ANV/CNV mit Nierenersatztherapie**

- Bei Patienten mit ANV und akut kranken Patienten mit CNV unter Nierenersatztherapie wird der Substratbedarf vom Schweregrad der Erkrankung, Art und Dosis der extrakorporalen Nierenersatzverfahren, dem Ernährungszustand, der Grunderkrankung und von im Krankheitsverlauf auftretenden Komplikationen bestimmt (Empfehlungen für die mittlere Substratzufuhr zeigt Tab. 16.7).
  → **Empfehlung Grad C**

**Parenteraler Substratbedarf bei Patienten mit ANV unter Nierenersatztherapie**

- Der Bedarf an Aminosäuren/Protein ist erhöht.
  → **Empfehlung Grad A**
- Der Bedarf an wasserlöslichen Vitaminen ist erhöht.
  → **Empfehlung Grad A**
- Der Bedarf an anderen Mikronährstoffen (fettlösliche Vitamine, Spurenelemente) sollte sichergestellt werden.
  → **Empfehlung Grad A**
- Bei Patienten mit Nierenversagen muss die Elektrolytzufuhr individuell dosiert werden.
  → **Empfehlung Grad C**

**Tab. 16.7** Substratbedarf bei Patienten mit akutem Nierenversagen und akut kranken Patienten unter Nierenersatztherapie

| | |
|---|---|
| Energie | 20–30 kcal/kg KG/Tag |
| Kohlenhydrate | 3–5 (max. 7) g/kg KG/Tag |
| Fett | 0,8–1,2 g/kg KG/Tag |
| Essenzielle und nichtessenzielle Aminosäuren unter extrakorporaler Therapie | 1,2–1,4 g/kg KG /Tag<br>(bei Hyperkatabolismus bis max. 1,5 g/kg KG/Tag) |
| Wasserlösliche Vitamine | 2-facher Tagesbedarf |
| Fettlösliche Vitamine | empfohlener Tagesbedarf |
| Spurenelemente | empfohlener Tagesbedarf<br>(evtl. Selenbedarf > 200 µg/Tag?) |
| Elektrolyte | Zufuhr individuell adaptieren<br>Cave: Refeeding-Hypophosphatämie nach Beginn der parenteralen Ernährung |

### Aminosäurebedarf von Patienten mit ANV unter Nierenersatztherapie

- Der Aminosäure-/Proteinbedarf von Patienten mit ANV unter Nierenersatztherapie orientiert sich am Schweregrad der Grunderkrankung und der Intensität der Nierenersatztherapie.
  → **Empfehlung Grad B**
- Eine ausreichende Aminosäurezufuhr muss sichergestellt werden.
  → **Empfehlung Grad B**

### Zusatz von Glutamin zur parenteralen Ernährung bei kritisch Kranken mit ANV

- Bei nicht dialysepflichtigen Patienten sollte auf die Glutaminzufuhr wegen des hohen Stickstoffgehaltes verzichtet werden.
  → **Empfehlung Grad C**
- Bei Patienten unter Nierenersatztherapie kann eine Glutaminzufuhr erwogen werden, wobei ein ANV keine Kontraindikation darstellt.
  → **Empfehlung Grad C**

### Metabolisches Monitoring bei Patienten mit ANV

- Das metabolische Monitoring einer Ernährungstherapie entspricht bei Patienten mit ANV jenem bei anderen Intensivpatienten, muss jedoch engmaschiger vorgenommen werden.
  → **Empfehlung Grad C**
- Insbesondere muss auch der Elektrolythaushalt kontrolliert werden (häufige Fehlerquelle!).
  → **Empfehlung Grad C**

### Intradialytische parenterale Ernährung (IDPE)

- Patienten unter einer HD haben ein hohes Risiko, eine Mangelernährung auszubilden.
  → **Evidenzgrad Ia**

### Indikationen zur Durchführung einer IDPE bei Dialysepatienten

- Eine IDPE sollte – schon aus Kostengründen – nur dann durchgeführt werden, wenn „beseitigbare" Ursachen einer Mangelernährung ausgeschlossen wurden und wenn eine diätetische/orale oder enterale Therapie nicht vorgenommen werden kann bzw. nicht erfolgreich ist.
  → **Empfehlung Grad C**

### Zusammensetzung und Durchführung der IDPE

- Die Nährlösung sollte während der gesamten Dialysedauer kontinuierlich in die venöse Tropfkammer des Schlauchsystems infundiert werden.
  → **Empfehlung Grad B**
- Während der ersten Behandlung sollten – je nach Zusammensetzung der Nährlösung – die Blutglucose, die Triglyceride und evtl. auch Phosphat/Kaliumkonzentrationen überprüft werden.
  → **Empfehlung Grad C**

## Literatur

1. Toigo G, Aparicio M, Attman P-O et al. ESPEN consensus on nutritional treatment of patients with renal insufficiency (Part 1 of 2). Clin Nutr 2000; 19: 197–207
2. National Kidney Foundation. Kidney Disease Outcome Quality Initiative. Clinical practice guidelines for nutrition in chronic renal failure. I. Adult guidelines. B. Advanced chronic renal failure without dialysis. Am J Kidney Dis 2000; 35 (Suppl. 2): S56–S65
3. Scheinkestel CD, Kar L, Marshall K et al. Prospective randomized trial to assess caloric and protein needs of critically ill, anuric ventilated patients requiring continuous renal replacement therapy. Nutrition 2003; 19: 909–916
4. Gretz N, Jung M, Scigalla P, Strauch M. Tube feeding in patients suffering from renal failure. In: Giovanetti S (ed.). Nutritional treatment of chronic renal failure. Boston: Kluwer Academic Publidhers 1989; p. 339–342
5. Druml W. Nutritional management of acute renal failure. J Ren Nutr 2005; 15: 63–70
6. Toigo G, Aparicio M, Attman PO et al. Expert working group report on nutrition in adult patients with renal insufficiency (Part 2 of 2). Clin Nutr 2000; 19: 281–291

# 17 Kardiologie und Pulmonologie – enterale Ernährung

*S.D. Anker, M. John, P.U. Pedersen, C. Raguso, M. Cicoira, E. Dardai, A. Laviano, P. Ponikowski, A. Schols*
*DGEM: S.D. Anker, M. John, H.F. Becker, M. Böhm, F.M. Brunkhorst, C. Vogelmeier*

Clin Nutr 2006; 25 (2): 311–318

## Chronische Herzinsuffizienz

### Indikation

- Eine enterale Ernährung wird bei kardialer Kachexie auf der Grundlage physiologischer Plausibilität empfohlen, um den Gewichtsverlust aufzuhalten oder umzukehren.
  → **Empfehlung Grad C**
- Für eine enterale Ernährung zur Prophylaxe einer kardialen Kachexie besteht keine Indikation.

### Kontraindikationen

- Es gibt keine spezifischen Kontraindikationen. Vermeiden Sie eine Flüssigkeitsüberladung.

## Chronisch obstruktive Lungenerkrankung (COPD)

### Indikationen

- Es ist nur bedingt nachgewiesen, dass Patienten mit COPD von einer enteralen Ernährung per se profitieren. Eine enterale Ernährung in Kombination mit Bewegung und anaboler Medikation kann den Ernährungszustand und die Funktion verbessern.
  → **Empfehlung Grad B**

### Durchführung

- Bevorzugen Sie häufige kleine Mengen an Trinknahrung, um eine postprandiale Dyspnoe und Sättigung zu vermeiden und die Compliance zu verbessern.
  → **Empfehlung Grad B**

### Art der enteralen Nahrung

- Bei stabiler COPD haben krankheitsspezifische Trinknahrungen mit einem niedrigen Kohlenhydrat- und hohen Fettanteil keinen Vorteil gegenüber Standardlösungen mit hohem Eiweiß- und/oder Energiegehalt.
  → **Empfehlung Grad B**

# 18 Wasting bei HIV und anderen chronischen Infektionskrankheiten – enterale Ernährung

*J. Ockenga, R. Grimble, C. Jonkers-Schuitema, D. Macallan, J.-C. Melchior, H. P. Sauerwein, A. Schwenk*
*DGEM: J. Ockenga, U. Süttmann, A. Schwenk*

Clin Nutr 2006; 25 (2): 319–329

## HIV-Infektion

### Indikation

- Eine Ernährungstherapie ist indiziert, wenn ein signifikanter Gewichtsverlust (> 5 % in 3 Monaten) oder ein signifikanter Verlust an Körperzellmasse (> 5 % in 3 Monaten) aufgetreten ist.
  → **Empfehlung Grad B**
- Erwägen Sie dringend eine Ernährungstherapie, wenn der BMI < 18,5 kg/m$^2$ ist.
  → **Empfehlung Grad C**
- Diarrhö und/oder Malabsorption sind aus folgenden Gründen keine Kontraindikationen:
  - Auch bei Diarrhöen besteht ein positiver Effekt von Trink- oder Sondennahrung auf den Ernährungszustand.
  → **Empfehlung Grad A**
  - Enterale und parenterale Ernährung sind bei diesen Patienten gleichwertig.
  → **Evidenzgrad Ib**
  - Die enterale Ernährung hat einen positiven Effekt auf Stuhlfrequenz und -konsistenz.
  → **Empfehlung Grad A**

### Durchführung

- Die Kombination von normaler Kost und enteraler Ernährung ist in vielen Fällen zweckmäßig und sollte deshalb versucht werden.
  → **Empfehlung Grad C**
- Wenn eine orale Zufuhr möglich ist, wird eine Ernährungsintervention nach folgendem Stufenschema empfohlen, wobei jeder Schritt, wenn möglich, 4–8 Wochen durchgeführt werden sollte, bevor der nächste Schritt begonnen wird:
  - Ernährungsberatung,
  - Trinknahrung,

- Sondenernährung,
- parenterale Ernährung.

→ **Empfehlung Grad C**

- Ernährungsberatung mit und ohne Gabe von Trinknahrung sind als initiale Therapie bzw. zur Erhaltung des Ernährungszustandes gleichwertig.
  → **Empfehlung Grad B**
- Wenn eine qualifizierte Ernährungsberatung nicht zur Verfügung steht, wird eine zeitlich begrenzte Gabe von Trinknahrung zusätzlich zur normalen Kost empfohlen.
  → **Empfehlung Grad C**
- Die Eiweißzufuhr sollte in der stabilen Krankheitsphase bei 1,2 g/kg KG/Tag liegen und kann bei akuter Erkrankung bis auf 1,5 g/kg KG/Tag gesteigert werden.
- Der Energiebedarf unterscheidet sich nicht von dem anderer Patientengruppen.
  → **Empfehlung Grad B**
- Bei Patienten mit Dysphagie oder bei Unwirksamkeit von Trinknahrung gilt: Wenn normale Kost und optimaler Einsatz von Trinknahrung nicht zu einer ausreichenden Energiezufuhr führen, ist eine Sondenernährung indiziert.
  → **Empfehlung Grad C**
- Medikamentöse Therapie und enterale Ernährung können einander ergänzen.
  → **Empfehlung Grad C**

**Applikationsweg**

- Geben Sie bei der Anlage einer perkutanen endoskopischen Gastrostomie (PEG) eine Antibiotikaprophylaxe.
  → **Empfehlung Grad A**

**Art der enteralen Nahrung**

- Benutzen Sie Standardnahrung.
  → **Empfehlung Grad B**
- Verwenden Sie bei Patienten mit Diarrhö und schwerer Mangelernährung Nahrungen mit einem hohen Anteil mittelkettiger Triglyzeride (MCT).
  → **Empfehlung Grad A**
- Immunmodulierende Lösungen werden nicht empfohlen.
  → **Empfehlung Grad A**

## Andere chronische Infektionskrankheiten

### Indikation

- Patienten mit Mangelernährung, die von einer Infektionskrankheit herrührt, sollten ernährungstherapeutisch in Indikation und Durchführung den allgemeinen Grundsätzen entsprechend behandelt werden.
  → **Empfehlung Grad C**

### Art der Nährlösung

- Bevorzugen Sie Trinknahrung.
  → **Empfehlung Grad B**

### Outcome

- Es konnte gezeigt werden, dass eine Ernährungstherapie bei Patienten mit Lungentuberkulose die Gewichtszunahme erhöht.

# 19 Neonatologie/Pädiatrie – parenterale Ernährung

*C. Fusch, K. Bauer, H.-J. Böhles, B. Koletzko, M. Krawinkel, K. Krohn, S. Mühlebach, F. Jochum*

Aktuel Ernaehr Med 2007; 32: (Suppl. 1): S72–S88

*Vorbemerkung:* Der überwiegende Teil der Empfehlungen zur Substratzufuhr (mit Ausnahme der Abschnitte „Aminosäurebedarf" und „Informationen zur Auswahl und Herstellung von Aminosäurelösungen", die gesondert für diese Leitlinie erstellt wurden) wurde in Anlehnung an die „Guidelines on Paediatric Parenteral Nutrition" einer gemeinsamen Arbeitsgruppe der European Society of Paediatric Gastroenterology, Hepatology and Nutrition (ESPGHAN, www.espghan.org) und European Society for Clinical Nutrition and Metabolism (ESPEN, www.espen.org) erstellt (1). Da eine systematische Literaturrecherche für die Entwicklung der europäischen Leitlinien durchgeführt worden war, wurde sie für die hier vorliegenden Leitlinien nicht noch einmal wiederholt.

## Allgemeines

- Der Flüssigkeits-, Nährstoff- und Energiebedarf von Früh- und Neugeborenen ist pro kg Körpergewicht höher als bei älteren pädiatrischen und bei erwachsenen Patienten.
  → **Evidenzgrad II**
- Der Substratbedarf pädiatrischer Patienten kann nicht proportional auf der Basis des Körpergewichtes aus dem Bedarf Erwachsener abgeleitet werden, sondern bestimmt sich aus altersspezifischen physiologischen Bedingungen.
  → **Evidenzgrad II**
- Der Flüssigkeits-, Nährstoff- und Energiebedarf in der postpartalen Anpassungs- und Stabilisationsphase unterliegt besonderen Bedingungen und erfordert ein spezifisches Vorgehen für die Postpartalperiode.
  → **Evidenzgrad II**
- Neugeborene und Säuglinge verfügen im Vergleich zu älteren pädiatrischen Patienten oder Erwachsenen nur über sehr geringe Körperspeicher an Nährstoffen und über in vieler Hinsicht unreife Regulationsmechanismen, sodass eine sehr sorgfältig an den Bedarf angepasste Zufuhr notwendig ist, um Imbalanzen zu vermeiden.
  → **Evidenzgrad II**

- Eine unangemessene Substratzufuhr im frühen Säuglingsalter kann langfristig nachteilige Auswirkungen im Sinne einer metabolischen Programmierung des Krankheitsrisikos im späteren Lebensalter haben.
  → **Evidenzgrad II**

## Indikation für eine parenterale Ernährung

### Neonatale Patienten

- In der Regel benötigen alle Frühgeborenen < 35. SSW und alle kranken Reifgeborenen während der Phase des allmählichen Aufbaus der enteralen Nahrungszufuhr eine vollständige oder partielle parenterale Ernährung.
  → **Evidenzgrad IV**
- Der Anteil der parenteralen Ernährung sollte zur Minimierung von Nebenwirkungen sobald als möglich durch eine enterale Ernährung vermindert (teilparenterale Ernährung) und schließlich komplett durch enterale Ernährung abgelöst werden.
  → **Evidenzgrad II**

### Ältere Kinder und Jugendliche

- Kann der Energie- und Nährstoffbedarf eines Patienten im Vorschul- oder Schulalter durch eine enterale Nährstoffzufuhr nicht gedeckt werden, ist abhängig von Ernährungszustand und klinischen Umständen spätestens innerhalb von 7 Tagen eine partielle oder total parenterale Ernährung zu erwägen.
  → **Empfehlung Grad C**

## Energie- und Nährstoffbedarf

### Energiebedarf

- Richtwerte für die parenterale Energiezufuhr zeigt Tab. 19.1

**Tab. 19.1** Richtwerte für die gesamte parenterale Energiezufuhr (inkl. Aminosäuren) bei stabilen Patienten (1)

| Alter (Jahre) | kcal/kg KG/Tag |
|---|---|
| Frühgeborene | 110–120 |
| 0 bis < 1 | 90–100 |
| 1 bis < 7 | 75–90 |
| 7 bis < 12 | 60–75 |
| 12–18 | 30–60 |

**Kohlenhydratbedarf**

- Die endogene Glucoseproduktion variiert von ca. 2 mg/kg KG/min (3 g/kg KG/Tag) beim Erwachsenen bis ca. 8 mg/kg KG/min (11,5 g/kg KG/Tag) Glucose bei Frühgeborenen.
  → **Evidenzgrad II**
- Die maximale Glucoseoxidation liegt bei Frühgeborenen bei ca. 7 mg/kg KG/min (10 g/kg KG/Tag), bei Reifgeborenen und Säuglingen bei ca. 12 mg/kg KG/min (18 g/kg KG/Tag).
  → **Evidenzgrad IIb**
- Bei Reifgeborenen und Kindern bis 2 Jahren sollte die Glucosezufuhr ca. 12 mg/kg KG/min (18 g/kg KG/Tag) üblicherweise nicht überschreiten.
  → **Empfehlung Grad C**
- Die Glucosezufuhr sollte ggf. entsprechend dem Alter und/oder der klinischen Situation (z. B. Mangelernährung, akute Erkrankung, Medikamentengabe) angepasst werden.
  → **Empfehlung Grad C**
- Eine übermäßig hohe Kohlenhydratzufuhr kann zu Nettolipogenese mit Fettdeposition und Steatose der Leber führen.
  → **Evidenzgrad IIb**

**Besonderheiten bei neonatalen Patienten (Hyper-/Hypoglykämien)**

- Die Inzidenz von Hyperglykämien steigt mit zunehmender Unreife (abnehmendem Gestationsalter).
  → **Evidenzgrad II**
- Eine Glucosezufuhr über 18 g/kg KG/Tag induziert bei Säuglingen eine Nettolipogenese und sollte generell vermieden werden.
  → **Empfehlung Grad B**
- Zur Prävention von Hyperglykämien bei Frühgeborenen kann eine Aminosäurezufuhr von 2–3 g/kg KG/Tag ab dem 1. Lebenstag beitragen. Eine frühe Insulintherapie ist ebenfalls Erfolg versprechend, jedoch mit Risiken assoziiert. Vor einer generellen Empfehlung sollten weitere kontrollierte Studien abgewartet werden.
  → **Empfehlung Grad B**

**Aminosäurebedarf**

- Der Bedarf an essenziellen Aminosäuren ist pro kg Körpergewicht bei Säuglingen und insbesondere bei Frühgeborenen höher als bei älteren Kindern oder Erwachsenen.
  → **Evidenzgrad II**

**Aminosäurebedarf bei Neugeborenen**

- Bei Neugeborenen gelten einige der bei älteren Kindern und Erwachsenen nicht essenziellen Aminosäuren als konditionell essenziell (wie z. B. Cystein, Tyrosin, Histidin, Taurin, Arginin, Glutamin).
  → **Evidenzgrad II**
- Aminosäureimbalanzen können zu toxischen Organschäden führen und sind möglicherweise an der Entstehung einer mit parenteraler Ernährung assoziierten Cholestase beteiligt.
  → **Evidenzgrad II**
- Ursodeoxycholsäure und die Reduktion der Proteinzufuhr haben einen positiven Effekt auf den Verlauf einer durch parenterale Ernährung bedingten Cholestase bei Neonaten.
  → **Evidenzgrad II**

**Aminosäurebedarf bei älteren Kindern und Jugendlichen**

- Aufgrund der unzureichenden Studienlage bezüglich der parenteralen Zufuhr von Aminosäuren bei älteren Kindern wird auf Empfehlungen zur enteralen Zufuhr von Aminosäuren verwiesen (2).

**Lipidemulsionen**

- Lipidemulsionen sind integraler Bestandteil der längerfristigen parenteralen Ernährung bei Kindern.
  → **Empfehlung Grad C**
- Lipidemulsionen sollten üblicherweise ca. 25–40 % der Nichteiweißenergie bei total parenteral ernährten Patienten betragen.
  → **Empfehlung Grad C**
- Um einen Mangel an essenziellen Fettsäuren zu vermeiden, wird eine Mindestzufuhr von 0,25 g/kg KG/Tag an Linolsäure bei Frühgeborenen und 0,1 g/kg KG/Tag bei reifen Neugeborenen und Kindern empfohlen.
  → **Empfehlung Grad C**
- Die parenterale Fettzufuhr sollte allgemein
  - bei Säuglingen 3–4 g/kg KG/Tag (0,13–0,17 g/kg KG/h)
  → **Empfehlung Grad B**
  - und bei älteren Kindern 2–3 g/kg KG/Tag (0,08–0,13 g/kg KG/h) nicht überschreiten.
  → **Empfehlung Grad C**
- Bei Frühgeborenen, reifen Neugeborenen und Säuglingen sollten Lipidemulsionen üblicherweise
  - über 24 h
  → **Empfehlung Grad B**
  - oder als zyklische Infusion während der Dauer der übrigen parenteralen Ernährung verabreicht werden.
  → **Empfehlung Grad C**

- Triglyceridkonzentrationen im Serum oder Plasma sollten bei Patienten bestimmt werden, die Lipidemulsionen erhalten, insbesondere bei einem erhöhten Risiko für Hyperlipidämien (z.B. hohe Lipidzufuhr, Katabolismus, Sepsis, sehr unreife Frühgeborene).
  → **Empfehlung Grad C**
- Eine Reduktion der Lipidzufuhr sollte erwogen werden, wenn Triglyceridkonzentrationen im Serum oder Plasma unter laufender Infusion 250 mg/dl (2,8 mmol/l) bei Säuglingen oder 400 mg/dl (4,5 mmol/l) bei älteren Kindern überschreiten.
  → **Empfehlung Grad C**

## Vitamin- und Spurenelementbedarf

Anmerkung: Wegen der eingeschränkten Datenlage erlaubt die Literatur keine Altersdifferenzierung.

### Vitaminbedarf bei neonatalen Patienten, älteren Kindern und Jugendlichen

- Bei parenteraler Ernährung sollte generell eine Vitaminsupplementation durchgeführt werden (s. Kapitel 5 „Wasser, Elektrolyte, Vitamine und Spurenelemente", S. 11).
  → **Empfehlung Grad C**
- Der Vitaminbedarf bei Früh- und Neugeborenen (abgesehen von Vitamin D und K) sowie bei Säuglingen und Kindern ist nicht gut untersucht.
  → **Evidenzgrad IV**
- Für Frühgeborene ist auf dem deutschen Markt kein parenterales Vitaminsupplement verfügbar, das den gängigen Bedarfsempfehlungen entspricht.
  → **Evidenzgrad IV**
- Vitaminpräparate sollten, wenn möglich, zusammen mit der Lipidemulsion verabreicht werden.
  → **Empfehlung Grad C**
- Früh- und kranke Reifegeborene sollten die ersten beiden Vitamin-K-Gaben subkutan/intramuskulär oder intravenös erhalten.
  → **Evidenzgrad II**
- Zur Vitamin-D-Rachitisprophylaxe reicht auch bei sehr unreifen Frühgeborenen die Zufuhr von 500 IU Vitamin D/Tag per os aus.
  → **Evidenzgrad II**

**Spurenelementbedarf bei neonatalen Patienten, älteren Kindern und Jugendlichen**

- Der optimale Zeitpunkt für den Beginn der Spurenelementsupplementation bei Frühgeborenen < 1500 g Geburtsgewicht ist unklar. Wir empfehlen den Beginn der Supplementation mit Beginn der Zunahme des Körpergewichtes (5. Lebenstag).
  → **Empfehlung Grad C**
- Der Spurenelementbedarf ist bei Früh- und Neugeborenen sowie Kindern nicht gut untersucht.
  → **Evidenzgrad IV**
- Ein parenterales Spurenelementsupplement, das gängigen Bedarfsempfehlungen voll entspricht, ist auf dem deutschen Markt nicht verfügbar.
  → **Evidenzgrad II**
- Bei langfristiger parenteraler Ernährung sollten Spurenelemente supplementiert werden.
  → **Empfehlung Grad C**
- Bei Säuglingen und Kindern mit unklarem schlechtem Gedeihen (insbesondere Längenwachstum) und/oder Hauteffloreszenzen (typischerweise an Akren, mechanisch belasteten Regionen oder im Windelbereich) bzw. Durchfällen ist ein Zinkmangel auszuschließen.
  → **Evidenzgrad II**

**Sonstige Supplemente**

- Ein Nutzen einer parenteralen Supplementierung von Glutamin oder Arginin bei Kindern ist nicht belegt.
  → **Empfehlung Grad C**
- Eine Carnitinsupplementation bei Früh- und Neugeborenen unter parenteraler Ernährung sollte individuell erwogen werden.
  → **Empfehlung Grad B**

## Praktisches Vorgehen

**Kurz-, mittel- und langfristige (teil)parenterale Ernährung**

- Bei kurzfristiger (< 48 h) intravenöser Zufuhr ist bei gut ernährten Klein- und Schulkindern ohne besondere metabolische oder nutritionelle Risiken der Einsatz einer angepassten Glucose-/Elektrolytlösung (häufig Glucose 10 %) mit Supplementation von Kalium und Natrium zu empfehlen.
  → **Evidenzgrad IV**
- Bei mittelfristiger parenteraler Ernährung (> 2–7 Tage) sollte die Gabe einer angepassten Glucose-/Elektrolytlösung (häufig Glucose 10 %) mit bedarfsgerechter Supplementation von Natrium, Kalium, Aminosäuren, Lipiden und Vitaminen erfolgen.
  → **Evidenzgrad IV**

- Bei langfristiger parenteraler Ernährung (> 7 Tage) sollte eine zusätzliche Supplementation mit Magnesium, Phosphat und Spurenelementen (bis zu einem enteralen Nahrungsanteil von 50 %) erfolgen.
  → **Evidenzgrad IV**

**Neugeborene und Säuglinge**

- Zur Fehlerminimierung sollte ein schriftlich formuliertes Konzept zur Verordnung der parenteralen Ernährung vorliegen.
  → **Empfehlung Grad C**
- Zur Fehlerminimierung können Neugeborene bezüglich ihres Nährstoffbedarfs und des Aufbaus der parenteralen Ernährung z. B. in folgende Gruppen eingeteilt werden:
  - Frühgeborene < 1500 g,
  - Frühgeborene > 1500 g,
  - kranke Reifgeborene.
- Die Zufuhrmengen der parenteralen Ernährung bei Neonaten müssen berechnet (nicht geschätzt) werden (Cave: Rundungsfehler!).
  → **Empfehlung Grad C**
- Die Verwendung von Standardlösungen zur parenteralen Ernährung kann das Fehlerrisiko vermindern.

**Parenterale Ernährung bei Früh- und Neugeborenen in der Anpassungs- und Stabilisierungsphase nach der Geburt**

- Es liegen keine evidenzbasierten Daten über das für die Langzeitentwicklung optimale Ausmaß des postpartalen Gewichtsverlustes in der Anpassungs- und Stabilisierungsphase vor.
  → **Evidenzgrad IV**
- Die Protein- und Fettsupplementation sollte am 1. Lebenstag beginnen.
  → **Empfehlung Grad B**
- Die Flüssigkeitszufuhr bei Frühgeborenen < 1500 g sollte in den ersten Lebenstagen lediglich die geschätzten Verluste (v. a. Perspiratio insensibilis) ersetzen. Ein Elektrolytzusatz ist häufig nicht erforderlich.
  → **Empfehlung Grad B**
- Bei Frühgeborenen < 1500 g kann durch Zusatz von 1 g Aminosäuren zur parenteralen Ernährung ab dem 1. Lebenstag die Inzidenz von Hyperkaliämien vermindert werden.
  → **Evidenzgrad II**
- Bei Früh- und Neugeborenen sollte die maximale parenterale Zufuhr an Aminosäuren zwischen 2 bis max. 4 g/kg KG/Tag liegen.
  → **Empfehlung Grad B**
- Bei Früh- und Neugeborenen sollte die maximale Fettzufuhr 3–4 g/kg KG/Tag nicht überschreiten.
  → **Empfehlung Grad B**

- Ein „trockenes" Flüssigkeitsmanagement mit NaCl-Restriktion führt zu einer Verminderung der Tage mit Atemhilfe bzw. Respiratortherapie.
  → **Evidenzgrad II**
- Der frühe Beginn des enteralen Nahrungsaufbaus (innerhalb von < 4 Tagen nach der Geburt) bei Frühgeborenen senkt die Inzidenz nosokomialer Infektionen, die Dauer der parenteralen Ernährung und die Häufigkeit der Anwendung von zentralen Venenkathetern.
  → **Evidenzgrad I**

**Parenterale Ernährung bei Früh- und Neugeborenen in der Phase des kontinuierlichen Wachstums**

- Die Ernährungsform „parenterale Ernährung" sollte die Ausnahme bei neonatalen Patienten in der Phase des kontinuierlichen Wachstums sein. Wenn sie notwendig ist, sollte nach behandelbaren Gründen für den verzögerten enteralen Nahrungsaufbau gesucht werden.
  → **Empfehlung Grad C**
- Der Energiebedarf weist eine große intra- und interindividuelle Variabilität auf.
  → **Evidenzgrad II**
- Die Energiezufuhr kann an der Gewichtszunahme orientiert werden, wobei eine Gewichtsentwicklung nahe der intrauterinen Wachstumskurve angestrebt wird.
  → **Empfehlung Grad C**

**Zugangswege**

- Periphere Venenverweilkanülen haben eine niedrigere Komplikationsrate im Vergleich zu zentralen Zugängen und werden bei Säuglingen so weit als möglich eingesetzt.
  → **Evidenzgrad II**
- Ein routinemäßiger Heparinzusatz zur Vermeidung einer Thrombosierung oder der Verlängerung der ZVK-Anwendungsdauer bei Säuglingen hat keinen nachgewiesenen Nutzen und wird nicht empfohlen.
  → **Evidenzgrad Ib**

**Verwendung von Fertiglösungen oder individuell gemischten Infusionslösungen**

- Bei kurzfristiger parenteraler Ernährung kann nach der Bedarfsberechnung auf Standardlösungen zurückgegriffen werden, die auf die spezifischen Nährstoffbedürfnisse der jeweiligen Altersgruppe abgestimmt sind und z. B. durch die Krankenhausapotheke hergestellt werden.
  → **Empfehlung Grad B**

**Maßnahmen mit dem Ziel der Reduktion von Nebenwirkungen einer parenteralen Ernährung**

- Um Fehler bei der Verordnung oder Zubereitung von partieller oder total parenteraler Ernährung zu minimieren, sollten die Abläufe so weit wie möglich standardisiert werden (Abb. 19.1).
- Minimale enterale Ernährung verkürzt die Zeit bis zum kompletten enteralen Nahrungsaufbau und die Krankenhausverweildauer.
  → **Evidenzgrad I**
- Nichtnutritives Saugen während parenteraler Ernährung verkürzt die Krankenhausverweildauer.
  → **Evidenzgrad I**
- Wegen des raschen Knochenwachstums bei Früh- und Reifgeborenen besteht eine besondere Gefahr der Entwicklung einer Osteopenie.
  → **Evidenzgrad III**
- Bei unkompliziertem Nahrungsaufbau sollte die Osteopenieprophylaxe nach Beendigung des enteralen Nahrungsaufbaus enteral begonnen werden.
  → **Empfehlung Grad C**
- Zur Überprüfung der Dosierung der Supplementation kann der Ca/P-Quotient aus Spontanurinproben herangezogen werden.
  → **Empfehlung Grad B**
- Die optimale Dauer der Supplementation ist unklar.
  → **Evidenzgrad IV**
- Eine Ca/P-Supplementation sollte bei Frühgeborenen mit einem Geburtsgewicht $< 1500$ g bis zum korrigierten 3. Lebensmonat erfolgen.
  → **Empfehlung Grad C**

**Monitoring**

- Wegen des geringen Blutvolumens bei Säuglingen müssen Einrichtungen, in denen diese mittel- und langfristig parenteral ernährt werden, Zugang zu einem Speziallabor mit Mikromethoden haben.
  → **Evidenzgrad IV**
- Bei Frühgeborenen muss eine sorgfältige Überwachung des Flüssigkeitshaushaltes erfolgen wegen ihres hohen Flüssigkeitsumsatzes, dem im Vergleich mit älteren Patienten hohen Körperwassergehalt und den unreifen Regulationsmechanismen.
  → **Evidenzgrad IV**
- Die Unreife der Nieren bei Frühgeborenen führt bei einer Dehydratation als eines der ersten laborchemischen Zeichen zu einer Hyperchlorämie, bevor eine Azidose entsteht.
  → **Evidenzgrad II**
- Die Messung des spezifischen Gewichtes oder der Osmolarität des Urins kann bei Früh- und Neugeborenen in den ersten Lebenswochen nur herangezogen werden, wenn hohe Werte gemessen werden. Niedrige (normale)

Werte können durch die unreifebedingte geringe Konzentrationsfähigkeit der Nieren bei Früh- und Neugeborenen bedingt sein.
→ **Evidenzgrad II**

- Bei parenteraler Ernährung sind in der Initialphase in Abhängigkeit von Reife und Erkrankung der Neonaten tägliche klinische Untersuchungen, Flüssigkeitsbilanzierung, Kontrollen von Säure-Basen-Status, Elektrolyten und Blutzucker notwendig.
  → **Empfehlung Grad C**
- Bei mittel- und langfristiger parenteraler Ernährung sollten neben der regelmäßigen klinischen Untersuchung und der Dokumentation der Gewichts-, Längen- und Kopfumfangsentwicklung (in Perzentilbögen) 1-mal/Woche der Säure-Basen-Status, Blutzucker, Elektrolyte, Hämatokrit, Harnstoff, Kreatinin, mind. eine Transaminase, $\gamma$-GT, Urinosmolarität oder spezifisches Gewicht (alkalische Phosphatase alle zwei Wochen) bestimmt werden.
  → **Empfehlung Grad C**

## Informationen zu Aminosäurelösungen und Lipidemulsionen

### Informationen zur Auswahl und Herstellung von Aminosäurelösungen

- Verschiedene Stoffwechselwege zur Synthese von Aminosäuren sind beim Neu- und Frühgeborenen noch unausgereift. Hierdurch werden einige für den Erwachsenen nicht essenzielle Aminosäuren zu bedingt essenziellen Aminosäuren (wie z. B. Cystein, Tyrosin, Histidin, Taurin, Glutamin). Weil zusätzlich wichtige Abbauenzyme noch unausgereift vorliegen, erreichen einzelne Aminosäuren deutlich erhöhte Spiegel. Es entstehen so im Vergleich zum Erwachsenen weitaus schneller Aminosäureimbalanzen.
  → **Evidenzgrad I**

### N-acetylierte Aminosäuren

- Basierend auf den heute verfügbaren Daten muss angenommen werden, dass N-acetylierte Aminosäuren beim Menschen nur eingeschränkt verstoffwechselt werden und ihnen daher als alternative Aminosäurenquellen in der klinischen Ernährung derzeit nur begrenzte Bedeutung zukommt.
  → **Evidenzgrad IV**

### Bemerkungen zu Unterschieden von Lipidemulsionen

- Parenterale Ernährung mit niedrigem Phospholipid/Triglycerid-Verhältnis (wie 20 %ige Fettemulsionen) führt zu weniger stark erhöhten Phospholipid- und Cholesterolspiegeln.
  → **Evidenzgrad II**
- Die Verwendung von Lipidemulsionen auf der Basis von Sojaöl, Olivenöl-Sojaöl-Mischung sowie einer Kokosöl-(MCT-)Sojaöl-Mischung ist für pädiatrische Patienten untersucht und etabliert.
  → **Evidenzgrad I**
- Keine dieser Lipidemulsionen hat einen belegten Vorteil hinsichtlich erreichter klinischer Endpunkte.
  → **Empfehlung Grad C**

Abb. 19.1 zeigt einen Algorithmus zur parenteralen Ernährung in der Neonatologie/Pädiatrie

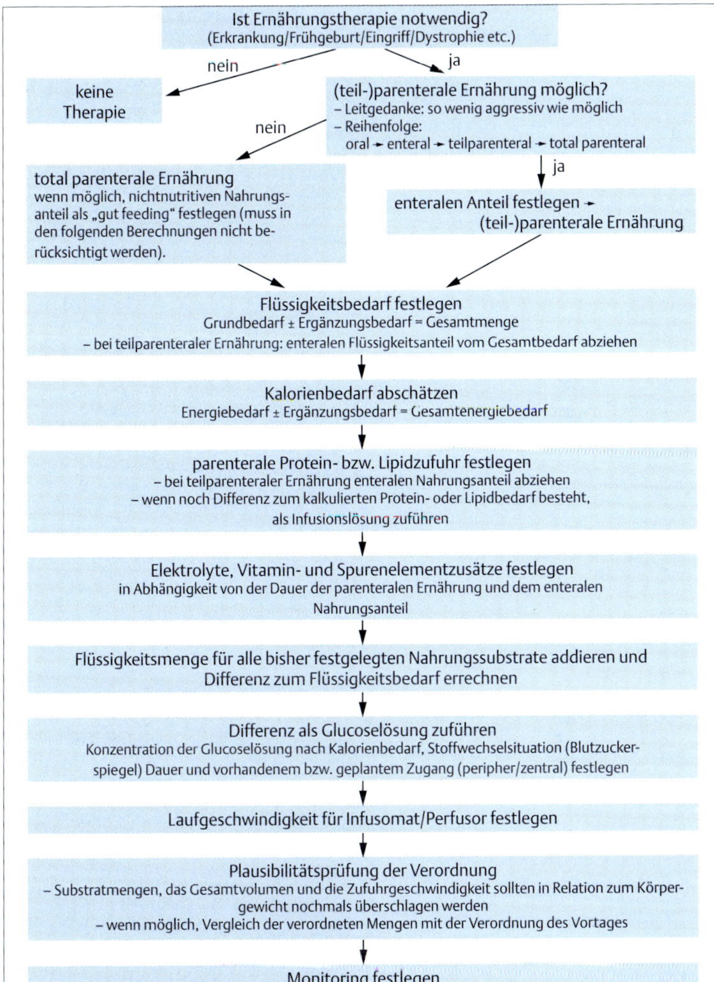


**Abb. 19.1** Algorithmus zur Verordnung von parenteraler Ernährung in der Neonatologie/Pädiatrie (modifiziert nach Jochum F. (Hrsg.): Infusionstherapie und Diätetik in der Pädiatrie. Heidelberg: Springer 2005; S. 100–104)
Bemerkung: Für die verschiedenen Bedarfsschätzungen, die für eine Verordnung notwendig sind, sollten Bedarfsempfehlungen publizierter Leitlinien z. B. der DGEM verwendet werden. Die Angaben sind an den individuellen Bedarf des behandelten Patienten nach der klinischen Situation und den Ergebnissen des Monitorings anzupassen.

## Literatur

1. Koletzko B, Goulet O, Hunt J, Krohn K, Shamir R. 1. Guidelines on Paediatric Parenteral Nutrition of the European Society of Paediatric Gastroenterology, Hepatology and Nutrition (ESPGHAN) and the European Society for Clinical Nutrition and Metabolism (ESPEN), Supported by the European Society of Paediatric Research (ESPR). J Pediatr Gastroenterol Nutr 2005; 41 (Suppl. 2): S1–S87

# 20 Geriatrie – enterale Ernährung

*D. Volkert, Y.N. Berner, E. Berry, T. Cederholm, P. Coti Bertrand, A. Milne, J. Palmblad, St. Schneider, L. Sobotka, Z. Stanga*
*DGEM: D. Volkert, R. Lenzen-Grossimlinghaus, U. Krys, M. Pirlich, B. Herbst, T. Schütz, W. Schröer, W. Weinrebe, J. Ockenga, H. Lochs*

Clin Nutr 2006; 25 (2): 330–360

## Indikationen

- Bei Patienten mit *manifester oder drohender Mangelernährung* wird Trinknahrung empfohlen, um die Energie-, Eiweiß- und Mikronährstoffaufnahme zu steigern, den Ernährungszustand zu erhalten bzw. zu verbessern und die Überlebensrate zu erhöhen.
  → **Empfehlung Grad A**
- Bei *gebrechlichen Älteren* wird Trinknahrung zur Verbesserung bzw. zur Aufrechterhaltung des Ernährungszustandes empfohlen.
  → **Empfehlung Grad A**
- Gebrechliche Ältere können von einer Sondenernährung profitieren, solange ihr Allgemeinzustand stabil ist (nicht im Endstadium der Erkrankung).
  → **Empfehlung Grad B**
- Bei geriatrischen Patienten mit *neurologisch bedingten Schluckstörungen* wird eine frühzeitige enterale Ernährung zur Sicherung der Energie- und Nährstoffaufnahme und damit zur Aufrechterhaltung bzw. Verbesserung des Ernährungszustandes empfohlen.
  → **Empfehlung Grad A**
- Bei geriatrischen Patienten mit *Hüftfrakturen bzw. orthopädisch-chirurgischen Operationen* wird Trinknahrung empfohlen, um Komplikationen zu verringern.
  → **Empfehlung Grad A**
- Bei Patienten mit *Depression* wird eine enterale Ernährung zur Überbrückung der Phase der schweren Ess- und Antriebsstörung empfohlen.
  → **Empfehlung Grad C**
- Bei *dementen Patienten* kann eine Ernährung mit Trink- bzw. Sondennahrung zu einer Verbesserung des Ernährungszustandes führen:
  - Bei Demenzkranken in *frühen und mittleren Krankheitsstadien* wird Trinknahrung – und im Einzelfall Sondenernährung – empfohlen, um die Energie- und Nährstoffzufuhr zu sichern und eine Mangelernährung zu verhindern.
  → **Empfehlung Grad C**
  - Für *final demente Patienten* wird Sondenernährung nicht empfohlen.
  → **Empfehlung Grad C**

- Bei Patienten mit Schluckstörungen ist eine Vermeidung von *Aspirationspneumonien* durch Sondenernährung nicht belegt.
- Trinknahrung, insbesondere proteinreiche Trinknahrung, kann das Risiko der Entstehung von *Dekubitalulzera* verringern.
  → **Empfehlung Grad A**
- Aufgrund positiver klinischer Erfahrung wird eine enterale Ernährung auch empfohlen, um die *Heilung von Dekubitalulzera* zu fördern.
  → **Empfehlung Grad C**

**Durchführung**

- Trinknahrung und/oder Sondenernährung wird bei Hinweisen auf ein *Ernährungsrisiko* (z.B. ungenügende Nahrungszufuhr, ungewollter Gewichtsverlust > 5% in 3 Monaten oder > 10% in 6 Monaten, Body Mass Index < 20 kg/m$^2$) frühzeitig empfohlen.
  → **Empfehlung Grad B**
- Bei Patienten mit *schweren neurologisch bedingten Schluckstörungen* sollte die Sondenernährung so früh wie möglich begonnen werden.
  → **Empfehlung Grad C**
- Begleitend zur konsequenten Schlucktherapie sollte die Sondenernährung bei Patienten mit *neurologisch bedingten Schluckstörungen* bis zum Erreichen der sicheren und ausreichenden oralen Nahrungsaufnahme durchgeführt werden.
  → **Empfehlung Grad C**
- Die Ernährung über eine PEG-Sonde kann 3 h nach PEG-Anlage begonnen werden.
  → **Empfehlung Grad A**

**Applikationsweg**

- Bei Patienten mit *neurologisch bedingten Schluckstörungen*, die über eine längere Zeit enteral ernährt werden, ist die Ernährung via PEG einer nasogastralen Sonde vorzuziehen, da sie mit weniger Behandlungsproblemen und einem besseren Ernährungszustand einhergeht.
  → **Empfehlung Grad A**
- Eine PEG-Sonde wird empfohlen, wenn eine enterale Ernährung voraussichtlich länger als 4 Wochen notwendig sein wird.
  → **Empfehlung Grad A**

**Art der enteralen Nahrung**

- Ballaststoffe tragen bei sondenernährten älteren Menschen zu einer Normalisierung der Darmfunktion bei.
  → **Empfehlung Grad B**

# 21 Patienten mit Schlaganfall – enterale Ernährung

*A. H. Leischker, R. Wirth, E. Busch, B. Schlegel, K. Hahn, J. Kondrup*

Aktuel Ernaehr Med 2007; 32, in press

*Hinweise:* Die Vollversion der Empfehlungen ist auf der DGEM-Homepage (www.dgem.de) und der AWMF-Homepage (www.leitlinien.net) veröffentlicht.

Die Empfehlungen zur Ernährung beim ischämischen Schlaganfall gelten auch für Patienten mit nichttraumatischer intrazerebraler Blutung.

**Zusammenhang zwischen Ernährungsstatus und Prognose**

- Schlaganfallpatienten mit schlechtem Ernährungszustand haben eine höhere Mortalität und eine geringere Selbstständigkeit.
  → **Evidenzgrad III**
- Schlaganfallpatienten mit Mangelernährung entwickeln häufiger Infektionen und Dekubitalgeschwüre.
  → **Evidenzgrad III**
- Mangelernährte Schlaganfallpatienten haben eine längere Krankenhausverweildauer.
  → **Evidenzgrad III**
- Schlaganfallpatienten mit Mangelernährung zum Zeitpunkt der Aufnahme in eine Rehabilitationsklinik benötigen eine längere Rehabilitationszeit, um die gleiche Verbesserung der Selbstständigkeit zu erreichen wie Patienten mit normalem Ernährungsstatus.
  → **Evidenzgrad III**

**Einfluss von Veränderung der Nahrungstextur oder oralen Supplementen auf Ernährungszustand und Prognose**

- Eine Empfehlung zur Modifizierung der Nahrungstextur oder zum Andicken von Getränken bei allen Schlaganfallpatienten kann nicht ausgesprochen werden. Nach logopädischer Evaluation kann dies aber sinnvoll sein.
  → **Empfehlung Grad C**
- Mit oralen Nahrungssupplementen kann bei Schlaganfallpatienten ohne Dysphagie die Energie- und Proteinaufnahme gesteigert werden.
  → **Evidenzgrad Ib**

- In der Gesamtgruppe von Schlaganfallpatienten ohne Dysphagie verbessern orale Nahrungssupplemente die Überlebensrate und das funktionelle Outcome nicht.
  → **Evidenzgrad Ib**
- Bei älteren Patienten mit Mangelernährung verbessern orale Supplemente die Überlebensrate.
  → **Evidenzgrad Ia**
  Dies gilt mit sehr hoher Wahrscheinlichkeit auch für ältere unterernährte Schlaganfallpatienten.
  → **Evidenzgrad IV**
- Bei Patienten mit Risikofaktoren für Dekubitalulzera können orale Nahrungssupplemente das Risiko für die Entstehung von Dekubitalgeschwüren verringern.
  → **Evidenzgrad Ia**
  Dies gilt mit hoher Wahrscheinlichkeit auch für Schlaganfallpatienten.
  → **Evidenzgrad IV**

**Indikation für Trinknahrung**

- Schlaganfallpatienten, bei denen eine perorale Nahrungsaufnahme möglich ist und bei denen mittels Screening ein Risiko für Mangelernährung, eine manifeste Mangelernährung oder ein Risiko für Dekubitalgeschwüre festgestellt wurde, sollten Trinknahrung erhalten.
  → **Empfehlung Grad C**

**Indikation für Sondenernährung**

- Sondenernährung führt in der Gesamtgruppe der Schlaganfallpatienten zu keiner Verbesserung der Prognose.
  → **Evidenzgrad IV**
- Sondenernährung wird daher nur bei speziellen Indikationen empfohlen:
  - Patienten mit einer Bewusstseinstrübung und künstlich beatmete Patienten benötigen meist längere Zeit eine künstliche Ernährung und sollten daher frühzeitig mit Sondenernährung versorgt werden.

  → **Empfehlung Grad C**

**Beginn der Sondenernährung bei Schlaganfallpatienten mit Schluckstörung**

- Eine frühzeitige (innerhalb von 72 Stunden nach dem Akutereignis) enterale Ernährung kann die Krankenhausverweildauer verkürzen.
  → **Evidenzgrad II**

- Wenn eine Schluckstörung so ausgeprägt ist, dass keine ausreichende orale Nahrungsaufnahme möglich ist und die Schluckstörung nach Einschätzung des behandelnden Arztes voraussichtlich länger als eine Woche anhält, sollte frühzeitig (innerhalb von 72 Stunden) eine Ernährung über Sonde eingeleitet werden.
  → **Empfehlung Grad C**

**Applikation der Sondennahrung**

- In der Akutphase des Schlaganfalls sollte die enterale Ernährung – falls eine ausreichende orale Nahrungsaufnahme nicht möglich ist – bevorzugt über eine nasogastrale Sonde erfolgen.
  → **Empfehlung Grad A**
- Ist enterale Ernährung voraussichtlich über längere Zeit (> 28 Tage) notwendig, so sollte in einer klinisch stabilen Phase (nach 14–28 Tagen) der Wechsel auf eine PEG-Sonde erfolgen.
  → **Empfehlung Grad A**
- Beatmete Schlaganfallpatienten sollten frühzeitig eine PEG-Sonde erhalten.
  → **Empfehlung Grad B**
- Wird eine nasogastrale Sonde vom Patienten abgelehnt, nicht toleriert oder wiederholt vom Patienten selbst entfernt und ist künstliche Ernährung zur angemessenen Deckung des Energiebedarfs voraussichtlich länger als 14 Tagen notwendig, sollte frühzeitig über eine PEG-Sonde ernährt werden.
  → **Empfehlung Grad C**
- Bei gastraler Sondenlage besteht grundsätzlich kein höheres Risiko für Aspirationspneumonien als bei duodenaler oder jejunaler Sondenlage.
  → **Evidenzgrad Ib**
- Bei Anamnese oder Zeichen eines gastroösophagealen Refluxes, stattgehabter Aspiration oder hohem Aspirationsrisiko sollte eine kontinuierliche Applikation der Sondennahrung erfolgen.
  → **Empfehlung Grad C**
- Bei fehlender Risikokonstellation ist bei gastraler Sondenlage auch eine intermittierende (6-mal tägliche) Bolusgabe über jeweils 1 Stunde möglich.
  → **Empfehlung Grad C**
- Bei jejunaler und bei duodenaler Sondenlage muss eine kontinuierliche Applikation erfolgen.
  → **Empfehlung Grad C**
- Die Sondenkost sollte auch bei Schlaganfallpatienten vorzugsweise über eine Pumpe appliziert werden.
  → **Evidenzgrad IIb**

**Screening und Assessment der Unter- und Mangelernährung**

Siehe Anhang 1 „Aktuelle ernährungsmedizinische Scores", S. 112.

**Screening und Assessment der Dysphagie** (Abb. 21.1)

- Für die Screeninguntersuchung ist der „Wassertest" in der Regel ausreichend, auch wenn die Kriterien des Screenings noch in vieler Hinsicht der weiteren Klärung bedürfen. Bei Hinweisen auf eine Dysphagie sollte eine logopädische Abklärung (Assessment) nach standardisiertem Protokoll erfolgen. Komplexere Fälle sollten durch eine transnasale Endoskopie und/oder Videofluoroskopie abgeklärt werden.
  → **Empfehlung Grad C**
- Das Screening auf Dysphagie sollte mittels eines Wassertests entsprechend der schottischen SIGN-Leitlinie durchgeführt werden: zunächst 3 × 1 Teelöffel Wasser, anschließend ein halbes Glas (ca. 50 ml) Wasser trinken lassen (Abb. 21.1).
  → **Empfehlung Grad C**
- Der Wassertest sollte nicht durchgeführt werden, wenn der Patient nicht aufgesetzt werden und in dieser Position mindestens 15 min wach und kooperationsfähig bleiben kann.
  → **Empfehlung Grad C**
- Außerdem soll der Test nicht erfolgen, wenn eindeutige Hinweise für eine Aspirationsgefahr vorliegen, z. B. veränderte Stimmqualität (Stimmklang „heiser" oder „feucht"), starker spontaner Hustenreiz, oder wenn ein willkürliches Schlucken des eigenen Speichels nicht möglich ist.
  → **Empfehlung Grad C**
- Solange wegen Dysphagie noch keine ausreichende perorale Nahrungsaufnahme möglich ist, sollte das Assessment auf Dysphagie während des stationären Aufenthaltes mindestens wöchentlich und zusätzlich kurz vor der Entlassung wiederholt werden. Bei einer Änderung, insbesondere bei einer Verschlechterung des Zustandes, ist zusätzlich ein zeitnahes Assessment erforderlich. Nach Entlassung sollte innerhalb der ersten 3 Monate einmal im Monat ein Assessment durchgeführt werden, ein weiteres Assessment nach 6 Monaten.
  → **Empfehlung Grad C**

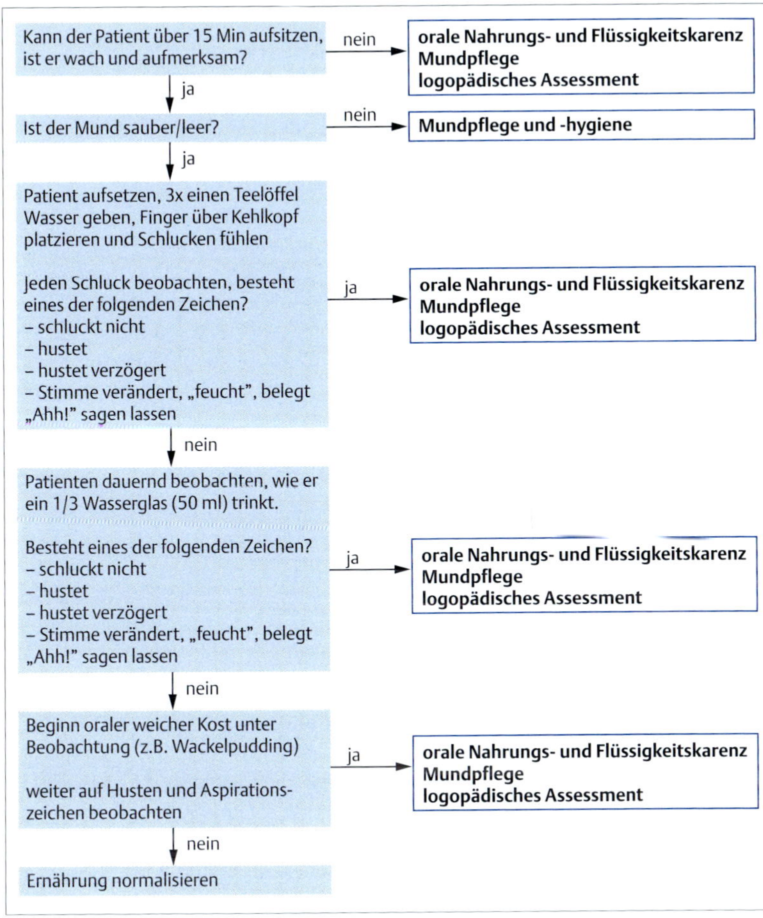


**Abb. 21.1** Screening auf Dysphagie (nach 1).

## Literatur

1. Scottish Intercollegiate Guidelines Network. Management of patients with stroke. Rehabilitation, prevention and management of complications, and discharge planning. A national clinical guideline. 2002. http://www.sign.ac.uk/guidelines/fulltext/64/index.html

# 22 Anhang 1: Aktuelle ernährungsmedizinische Scores

*M. Pirlich*

Die Leitlinie Ernährungsstatus der DGEM postuliert unter dem Begriff der Fehlernährung zwei grundsätzliche Kategorien von Ernährungsdefiziten – die Unterernährung und die Mangelernährung (1). Eine Übersicht über diese Fehlernährungstypen einschließlich ihrer Diagnostik und der therapeutischen Konsequenzen gibt Tab. 22.1.

Eine weitere Definition für ein ernährungsbedingtes Risiko geben die ESPEN-Leitlinien (2, 3). Ein schweres ernährungsbedingtes Risiko liegt vor, wenn mindestens eines der folgenden Kriterien zutrifft:

- Gewichtsverlust > 10–15 % innerhalb von 6 Monaten,
- BMI < 18,5 kg/m$^2$
- Subjective Global Assessment (SGA) Grad C (Abb. 22.1) oder Nutritional Risk Screening (NRS) ≥ 3 (Abb. 22.2),
- Serumalbumin < 30 g/l (bei fehlenden Anzeichen einer hepatischen oder renalen Dysfunktion).

Zum Screening des mangelernährungsbedingten Risikos bei stationären Patienten wird in den ESPEN-Leitlinien das Nutritional Risk Screening (NRS) empfohlen (4), das auch in deutscher Übersetzung vorliegt (5) (Abb. 22.2). Eine weitere validierte Untersuchungsmethode, die in Deutschland Anwendung findet, ist das Subjective Global Assessment, das eine Einschätzung des Ernährungszustandes aus einer Kombination anamnestischer Daten und körperlicher Untersuchung erlaubt (6, 7) (Abb. 22.1).

Das Screening sollte bereits bei Krankenhausaufnahme erfolgen, um diejenigen Patienten zu identifizieren, die von einer Ernährungstherapie profitieren. Bögen für NRS und SGA können von der Homepage www.DGEM.de kostenlos heruntergeladen werden.

**Tab. 22.1** Klinisch „problemorientierte" Untersuchungen (nach 1)

| | Erfassung des Problems | Festlegung von Grenzwerten | Klärung der Ursachen | Konsequenzen |
|---|---|---|---|---|
| Unterernährung | BMI, Trizepshautfalte (THF) | Erwachsene:<br>BMI < 18,5 kg/m$^2$<br>THF < 10. Perz.<br><br>Kinder/Jugendliche:<br>BMI < 10. Perz.<br>THF < 10. Perz. | Ernährungsprotokoll<br>Diagnostik: Malassimilation, Energieverbrauch (REE) | Ernährung (1,2 → 1,5 → 1,7 × REE)<br>Behandlung der Malassimilation |
| Mangelernährung | | | | |
| • Krankheitsassoziierter Gewichtsverlust | Gewichtsveränderung | unfreiwilliger Gewichtsverlust > 10 %/6 Monaten oder<br>< 90 % des üblichen Körpergewichtes | Krankheitsaktivität (Klinik, Albumin < 3,5 g/dl)<br>Ernährungsprotokoll<br>Diagnostik: Malassimilation, Energieverbrauch (REE) | Behandlung der Grunderkrankung<br>„metabolic support"<br>Ernährung (0,8 → 1,0 → 1,2 × REE) |
| • Eiweißmangel | AMA, Kreatinin im 24-h-Urin | < 10. Perz. AMA bzw. < 80 % Kreatinin-Höhen-Index* | Ernährungsprotokoll<br>Albuminspiegel | Ernährung (1,3 × REE, 1,0–1,5 g/kg KG/Tag Eiweiß) |
| • Spezifischer Nährstoffmangel | Symptomatik<br>gezielte Untersuchung, z. B. Knochendichte, Vitaminspiegel | z. B. < 10. P. Knochendichte bzw. Vitaminspiegel<br>Funktionstests | Ernährungsprotokoll<br>Funktionstests, Diagnostik: Malassimilation | gezielte Substitution |

* *Kreatinin-Hönen-Index = 24-h-Kreatininausscheidung (in g) × Idealgewicht (in kg) / Körpergröße (in cm)*
*AMA: Armmuskelfläche, BMI: Body Mass Index, REE: resting energy expenditure, THF: Trizepshautfalte*

**Subjective Global Assessment (SGA) – Einschätzung des Ernährungszustandes**
nach Detsky et al., JPEN 1987; 11: 8–13

Name, Vorname: ______________________ Untersuchungsdatum: __________
Geburtsdatum: ______________________ Station: __________

## A. Anamnese

**1. Gewichtsveränderung**

- in den vergangenen **6 Monaten**: ______kg ( _____%) Körpergewicht
  - Abnahme <5% Körpergewicht ☐
  - Abnahme 5–10% Körpergewicht ☐
  - Abnahme >10% Körpergewicht ☐
- in den vergangenen **zwei Wochen**:
  - Zunahme ☐
  - keine Veränderung ☐
  - Abnahme ☐

**2. Nahrungszufuhr**

- Veränderungen im Vergleich zur üblichen Zufuhr:
  - nein ☐
  - ja → Dauer: __________ ☐

O suboptimale feste Kost
O ausschließlich Flüssigkost
O hypokalorische Flüssigkeiten
O keine Nahrungsaufnahme

**3. Gastrointestinale Symptome ( >2 Wochen):**

- nein ☐
- ja ☐

O Übelkeit O Erbrechen
O Durchfall O Appetitlosigkeit

**4. Beeinträchtigung der Leistungsfähigkeit:**

- in den vergangenen 6 Monaten:
  - keine ☐
  - mäßig / eingeschränkt arbeitsfähig ☐
  - stark / bettlägerig ☐
- in den vergangenen zwei Wochen:
  - Verbesserung ☐
  - Verschlechterung ☐

**5. Auswirkung der Erkrankung auf den Nährstoffbedarf:**

- Hauptdiagnose: ______________________
- metabolischer Bedarf
  - kein / niedriger Stress ☐
  - mäßiger Stress ☐
  - hoher Stress ☐

## B. Körperliche Untersuchung

| | normal | leicht | mäßig | stark |
|---|---|---|---|---|
| Verlust von subkutanem Fettgewebe | ☐ | ☐ | ☐ | ☐ |
| Muskelschwund (Quadrizeps, Deltoideus) | ☐ | ☐ | ☐ | ☐ |
| Knöchelödem | ☐ | ☐ | ☐ | ☐ |
| präsakrale Ödeme (Anasarka) | ☐ | ☐ | ☐ | ☐ |
| Aszites | ☐ | ☐ | ☐ | ☐ |

## C. Subjektive Einschätzung des Ernährungszustandes

A = gut ernährt ☐
B = mäßig mangelernährt bzw. mit Verdacht auf Mangelernährung ☐
C = schwer mangelernährt ☐

nach T. Schütz, M. Plauth, Aktuel Ernaehr Med 2005; 30: 43–48

**Abb. 22.1** Subjective Global Assessment. **a** SGA-Bogen.

## Anleitung zur Einschätzung des Ernährungszustandes mittels Subjective Global Assessment (SGA)

nach Detsky et al., JPEN 1987; 11: 8–13

### Beschreibung:

Der SGA ist eine einfache, ohne apparativen Aufwand von Ärzten oder medizinischem Personal durchzuführende und reproduzierbare bed-side Methode zur Einschätzung des Ernährungszustandes bei ambulanten oder stationären Patienten.

### Grundlage:

Auf Grundlage von **Anamnese** (Gewichtsveränderung, Nahrungszufuhr, gastrointestinale Symptome, Leistungsfähigkeit, Grunderkrankung) und **klinischer Untersuchung** (Unterhautfettgewebe, Muskelmasse, Ödeme) schätzt der Untersucher den Ernährungszustand des Patienten ein als:

| | |
|---|---|
| SGA A = | **gut ernährt** |
| SGA B = | **mäßig mangelernährt bzw. mit Verdacht auf Mangelernährung** |
| SGA C = | **schwer mangelernährt** |

Die Zuordnung ergibt sich allein auf Grundlage der subjektiven Bewertung durch den Untersucher und nicht durch ein gewichtetes Punkteschema. Das Hauptaugenmerk liegt dabei auf den Merkmalen **Gewichtsverlust**, **verminderte Nahrungszufuhr**, **Verlust von subkutanem Fettgewebe** und **Muskelschwund**. Die anderen Fragen sollen dem Untersucher als Check-Liste dabei helfen, den vom Patienten berichteten Gewichtsverlust und die veränderten Nahrungszufuhr zu erfassen.

### Durchführung (siehe SGA-Bogen):

– **Gewichtsveränderung**:

| | |
|---|---|
| < 5% des Körpergewichts: | geringer Gewichtsverlust |
| 5–10% des Körpergewichts: | potentiell bedeutsamer Gewichtsverlust |
| >10% des Körpergewichts: | bedeutsamer Gewichtsverlust |

Ein, auch hoher, Gewichtsverlust mit anschließender Gewichtskonstanz oder geringer Gewichtszunahme ist günstiger zu bewerten als ein andauernder Gewichtsverlust.

– **Nahrungszufuhr** im Vergleich zur üblichen Zufuhr:, normal oder abnormal (Art?, wie lange?)

– **Gastrointestinale Symptome** (Appetitlosigkeit, Übelkeit, Erbrechen, Durchfall), die täglich und über länger als zwei Wochen auftreten.

– **Leistungsfähigkeit**: voll leistungsfähig, eingeschränkt leistungsfähig, gehfähig, bettlägerig

– **Metabolischer Bedarf** der Grunderkrankung: Erkrankung mit hohem Stress, z.B. akuter Schub einer Colitis ulcerosa mit häufigen blutigen Diarrhoen; Erkrankung mit niedrigem Stress, z.B. latente Infektion, maligne Erkrankung

### Besonderheiten bei der Interpretation von Gewichtsveränderungen

**SGA A: keine Zeichen einer Mangelernährung**

Eine kürzliche Gewichtszunahme, die nicht nur auf einer Flüssigkeiteinlagerung beruht, führt zu SGA A, auch wenn der Nettogewichtsverlust zwischen 5 und 10% beträgt und der Patient einen geringen Verlust an subkutanem Fettgewebe aufweist. Dies gilt insbesondere dann, wenn der Patient eine Verbesserung der anderen anamnestischen Kriterien angibt (z.B. verbesserter Appetit).

**SGA B: mäßig, mangelernährt bzw. mit Verdacht auf Mangelernährung**

Mindestens 5% Gewichtsverlust in den Wochen vor Aufnahme ohne Gewichtsstabilisierung oder -zunahme zusammen mit einer deutlichen Abnahme der Nahrungszufuhr und einem geringen Verlust von subkutanem Fettgewebe oder geringem Muskelschwund.

**Abgrenzung zu SGA A:** Bei Unsicherheiten und nicht eindeutig auf SGA B hinweisenden Merkmalen ist die Einteilung in SGA A angezeigt.

**SGA C: schwere Mangelernährung**

Offensichtliche körperliche Zeichen einer Mangelernährung wie hoher Verlust von subkutanem Fettgewebe, starker Muskelschwund, teilweise Ödeme bei gleichzeitigem Vorhandensein eines klaren und überzeugenden Gewichtsverlustes (>10% des Körpergewichtes) und andere hinweisende Punkte in der Anamnese.

**Abgrenzung zu SGA B:** SGA C erfordert eindeutige Hinweise auf eine schwere Mangelernährung. Bei zweifelhaften Merkmalen sollte SGA B vergeben werden.

**Achtung:** Bei Patienten mit ausgeprägten Ödemen, Aszites oder Tumormasse kann die Höhe des Gewichtsverlustes leicht unterschätzt werden.

**Literatur**

1. Detsky AS, McLaughlin JR, Baker JP et al. What is subjective global assessment of nutritional status? JPEN 1987; 11: 8–13
2. Detsky AS, Baker JP, Mendelsohn RA, et al. Evaluating the accuracy of nutritional assessment techniques applied to hospitalized patients: Methodology an comparison, JOEN 1984; 8: 153–159
3. Baker JP, Detsky AS, Wesson D et al. Nutritional assessment: A comparison of clinical judgment and objective measurements. N Engl J Med 1982; 306; 969–972
4. Baker JP, Detsky AS, Whitwell D et al. A comparison of the predictive value of nutritional assessment techniques. Hum Nut Clin Nutr 1982; 36c: 233–241

**Abb. 22.1** Subjective Global Assessment. **b** Anleitung.

**Screening auf Mangelernährung im Krankenhaus**
**Nutritional Risk Screening (NRS 2002)**
nach Kondrup J et al,. Clinical Nutrition 2003; 22: 415–421
Empfohlen von der Europäischen Gesellschaft für Klinische Ernährung und Stoffwechsel (ESPEN)

## Vorscreening:

| | | |
|---|---|---|
| • Ist der Body Mass Index <20,5 kg/m²? | ☐ ja | ☐ nein |
| • Hat der Patient in den vergangenen 3 Monaten an Gewicht verloren? | ☐ ja | ☐ nein |
| • War die Nahrungszufuhr in der vergangenen Woche vermindert? | ☐ ja | ☐ nein |
| • Ist der Patient schwer erkrankt? (z.B. Intensivtherapie) | ☐ ja | ☐ nein |

→ Wird **eine** dieser Fragen mit **„Ja"** beantwortet, wird mit dem Hauptscreening fortgefahren.
→ Werden alle Fragen mit **„Nein"** beantwortet, wird der Patient wöchentlich neu gescreent.
→ Wenn für den Patienten z.B. eine große Operation geplant ist, sollte ein präventiver Ernährungsplan verfolgt werden, um dem assoziierten Risiko vorzubeugen.

## Hauptscreening:

| Störung des Ernährungszustands | Punkte |
|---|---|
| **keine** | **0** |
| **mild**<br>Gewichtsverlust > 5%/3 Mo. oder<br>Nahrungszufuhr < 50–75% des Bedarfes<br>in der vergangenen Woche | **1** |
| **mäßig**<br>Gewichtsverlust > 5%/2 Mo. oder<br>BMI 18,5–20,5 kg/m² und<br>reduzierter Allgemeinzustand (AZ) oder<br>Nahrungszufuhr 20–50% des Bedarfes<br>in der vergangenen Woche | **2** |
| **schwer**<br>Gewichtsverlust > 5%/1 Mo. (>15%/3 Mo.) oder<br>BMI <18,5 kg/m²<br>und reduzierter Allgemeinzustand oder<br>Nahrungszufuhr 0–25% des Bedarfes<br>in der vergangenen Woche | **3** |

**+**

| Krankheitsschwere | Punkte |
|---|---|
| **keine** | **0** |
| **mild**<br>z.B. Schenkelhalsfraktur, chronische Erkrankungen besonders mit Komplikationen: Leberzirrhose, chronisch obstruktive Lungenerkrankung, chronische Hämodialyse, Diabetes, Krebsleiden | **1** |
| **mäßig**<br>z.B. große Bauchchirurgie, Schlaganfall, schwere Pneumonie, hämatologische Krebserkrankung | **2** |
| **schwer**<br>z.B. Kopfverletzung, Knochenmarktransplantation, intensivpflichtige Patienten (APACHE-II >10) | **3** |

**+** 1 Punkt, wenn Alter ≥70 Jahre

| | |
|---|---|
| **≥ 3 Punkte** | Ernährungsrisiko liegt vor, Erstellung eines Ernährungsplanes |
| **< 3 Punkte** | wöchentlich wiederholtes Screening. Wenn für den Patienten z.B. eine große Operation geplant ist, sollte ein präventiver Ernährungsplan verfolgt werden, um das assoziierte Risiko zu vermeiden. |

nach T. Schütz, L. Valentini, M. Plauth, Screening auf Mangelernährung nach dem ESPEN-Leitlinien 2002, Aktuel Ernaehr Med 2005; 30: 99-103

**Abb. 22.2** Nutritional Risk Screening.

## Literatur

1. Pirlich M, Schwenk A, Müller MJ. DGEM-Leitlinie Enterale Ernährung: Ernährungsstatus. Aktuel Ernaehr Med 2003; 28 (Suppl. 1): S10–S25
2. Lochs H, Allison SP, Meier R, Pirlich M, Kondrup J, Schneider S, van den Berghe G, Pichard C. Introductory to the ESPEN Guidelines on Enteral Nutrition: Terminology, Definitions and General Topics. Clinical Nutrition 2006; 25: 180–186
3. Weimann A, Braga M, Harsanyi L, Laviano A, Ljungqvist O, Soeters P; DGEM (German Society for Nutritional Medicine), Jauch KW, Kemen M, Hiesmayr JM, Horbach T, Kuse ER, Vestweber KH. ESPEN Guidelines on Enteral Nutrition: Surgery including organ transplantation. Clin Nutr 2006; 25: 224–244
4. Kondrup J, Allison SP, Elia M, Vellas B, Plauth M; Educational and Clinical Practice Committee, European Society of Parenteral and Enteral Nutrition (ESPEN). ESPEN guidelines for nutrition screening 2002. Clin Nutr 2003; 22: 415–421
5. Schütz T, Valentini L, Plauth M. Sreening auf Mangelernährung nach den ESPEN-Leitlinien 2002. Aktuel Ernaehr Med 2005; 30: 99–103
6. Detsky AS, McLaughlin JR, Baker JP, Johnston N, Wittaker S, Mendelson RA, Jeejeebhoy KN. What is subjective global assessment of nutritional status? JPEN 1987; 11: 8–13
7. Schütz T, Plauth M. Subjective Global Assessment – eine Methode zur Erfassung des Ernährungszustandes. Aktuel Ernaehr Med 2005; 30: 43–48

# 23 Anhang 2: Ökonomische, rechtliche und ethische Aspekte

*U. Körner, J. Ockenga, A. Weimann*

Ein wenig aufwändiges Ernährungsscreening (siehe Anhang 1, S. 69 bzw. Angaben in den krankheitsspezifischen Kapiteln) der Patienten wird bereits bei der stationären Aufnahme empfohlen. Hierdurch kann bei ernährungsmedizinischen Risikopatienten rasch eine Ernährungstherapie auch mit dem Ziel einer kosteneffektiven Senkung der Krankenhausverweildauer eingeleitet werden (1).

## Kodierung der Mangelernährung und Kostenerstattung

Im Krankenhaus kann die Kodierung einer Mangelernährung nach dem ICD 10 als Haupt- und Nebendiagnose erfolgen (2) (Tab. 23.1). In den meisten Fällen ist die Mangelernährung eine Nebendiagnose und kann dann fallschwereerhöhend und damit ggf. erlössteigernd sein (3). Die parenterale oder enterale Ernährungstherapie kann zurzeit nur als Hauptprozedur erlösrelevant abgebildet werden: Kodierung nach dem OPS-301 enteral 8-015.0 und parenteral 8-016.0. Als Nebenprozedur geht die Ernährungstherapie in dem pauschalierten Entgelt auf.

Diese Kodes sollten regelhaft innerhalb der ernährungsmedizinischen Versorgung im Krankenhaus kodiert werden (selbst wenn dies noch nicht zu einer Entgelterhöhung führt!).

Im ambulanten Bereich haben nach § 31 SGB V Versicherte Anspruch auf Versorgung mit apothekenpflichtigen Arzneimitteln. Während Lösungen für die parenterale Ernährung als Arzneimittel gelten, zählen enteral verabreichte Produkte zu den diätetischen Lebensmitteln.

Nach einem Richtlinienbeschluss des gemeinsamen Bundesausschusses der Ärzte und Krankenkassen 2005 sind für die ambulante vertragsärztliche Versorgung Sonden- und Trinknahrungen ungeachtet der Grunderkrankung bei folgenden Befunden in einer Standardformulierung verordnungsfähig:

- schwere Bewusstseinsstörungen (Koma, Sopor),
- vollständige Störungen der Schluckfunktion,
- tracheoösophageale Fisteln,

- passage- und motilitätsbedingte Störungen der normalen Nahrungsaufnahme (z. B. bei Tumoren in Mund und Rachenraum oder Ösophagus),
- definierte Krankheitsbilder bei fehlender oder eingeschränkter Fähigkeit zur normalen Nahrungsaufnahme.

In einer weiterhin gültigen *Ersatzvornahme des Bundesministeriums für Gesundheit* vom 1.10.05 wird die medizinische Notwendigkeit weiter gefasst und nicht krankheitsspezifisch definiert: „Enterale Ernährung ist bei fehlender oder eingeschränkter Fähigkeit zur ausreichenden normalen Ernährung verordnungsfähig, wenn eine Modifizierung der normalen Ernährung oder sonstige ärztliche, pflegerische oder ernährungstherapeutische Maßnahmen zur Verbesserung der Ernährungssituation nicht ausreichen. Enterale Ernährung und sonstige Maßnahmen zur Verbesserung der Ernährungssituation schließen einander nicht aus, sondern sind erforderlichenfalls miteinander zu kombinieren."

Grundsätzlich ausgenommen von der Erstattungsfähigkeit sind allerdings bestimmte Spezialnahrungen, z. B. für Diabetiker, zur Dekubitusprophylaxe,

**Tab. 23.1** ICD-10-GM2008-Kodes für ernährungsmedizinisch relevante Diagnosen im Hinblick auf Mangelernährung

| Mangelernährung (unter Umständen Schweregrad steigernd) | |
|---|---|
| E40 | Kwashiorkor; erhebliche Mangelernährung mit alimentärem Ödem und Pigmentstörungen der Haut und der Haare |
| E41 | alimentärer Marasmus; erhebliche Mangelernährung mit Marasmus |
| E42 | Kwashiorkor-Marasmus; erhebliche Energie- und Eiweißmangelernährung intermediäre Form, Kwashiorkor und Marasmus gleichzeitig |
| E43 | nicht näher bezeichnete erhebliche Energie- und Eiweißmangelernährung |
| E44.0 | mäßige Energie- und Eiweißmangelernährung |
| E44.1 | leichte Energie- und Eiweißmangelernährung |
| E45 | Entwicklungsverzögerung durch Energie- und Eiweißmangelernährung; alimentär: Entwicklungshemmung, Minderwuchs, körperliche Retardation durch Mangelernährung |
| E46 | nicht näher bezeichnete Energie- und Eiweißmangelernährung; Mangelernährung o. n. A., Störung der Protein-Energie-Balance o. n. A. |
| R63.3 | Ernährungsprobleme und unsachgemäße Ernährung; Ernährungsproblem o. n. A. Exkl.: Ernährungsprobleme beim Neugeborenen (P92. ), Fütterungsstörung nichtorganischen Ursprungs beim Kleinkind (F98.2) |
| R64 | Kachexie Exkl.: -alimentärer Marasmus (E41) |
| B22 | Kachexie infolge HIV-Krankheit (Slim disease) |

**Tab. 23.1** *(Fortsetzung)*

| Mangelzustände/Folgezustände (nicht Schweregrad steigernd) | |
|---|---|
| E50.- | Vitamin-A-Mangel |
| E51.- | Thiaminmangel (Vitamin-$B_1$-Mangel) |
| E52 | Niacinmangel (Pellagra) |
| E53.- | Mangel an sonstigen Vitaminen des Vitamin-B-Komplexes |
| E54 | Ascorbinsäuremangel, Vitamin-C-Mangel |
| E55.- | Vitamin-D-Mangel |
| E56.- | sonstige Vitaminmangelzustände nicht näher bezeichnet |
| E58 | alimentärer Calciummangel |
| E59 | alimentärer Selenmangel |
| E60 | alimentärer Zinkmangel |
| E61.- | Mangel an sonstigen Spurenelementen |
| E63.- | sonstige alimentäre Mangelzustände |
| E64.- | Folgen von Mangelernährung oder sonstigen alimentären Mangelzuständen |
| E64.0 | Folgen der Energie- und Eiweißmangelernährung |
| E64.1 | Folgen des Vitamin-A-Mangels |
| E64.2 | Folgen des Vitamin-C-Mangels |
| E64.3 | Folgen der Rachitis |
| E64.8 | Folgen sonstiger alimentärer Mangelzustände |
| E64.9 | Folgen eines nicht näher bezeichneten alimentären Mangelzustandes |

Unterstützung des Immunsystems oder mit Ballaststoffen angereicherte Produkte.

Der Medizinische Dienst der Krankenkassen hat entsprechend den Kriterien von Zweckmäßigkeit und Wirtschaftlichkeit Versorgungsstandards für die Durchführung der enteralen Ernährung und für die Kontrolle des Ernährungsstatus in Pflegeeinrichtungen festgelegt (4).

## Spezielle medizinische Situationen

Für *Demenzkranke* werden in den Leitlinien der DGEM orale Supplemente in frühen und mittleren Krankheitsstadien empfohlen (C), während die Entscheidung für eine Sondenernährung bei Patienten mit fortgeschrittener Demenz eine Einzelfallentscheidung bleibt (C). Für final demente Patienten wird eine Sondenernährung nicht empfohlen (C) (5).

Die *Sterbephase* erfordert ein sorgfältiges Abwägen der Fortführung von Ernährungsmaßnahmen, wobei insbesondere eine parenterale Substratzufuhr streng zu begründen ist. Der Verlust von Appetit und Durst ist häufig ein Initialzeichen des Versiegens der physiologischen Lebensprozesse und damit des Sterbebeginns. Die weitere Zufuhr von Nahrung und Flüssigkeit birgt dann ein zunehmendes Komplikationsrisiko (Ödeme, Erbrechen usw.) gegen das der noch mögliche Nutzen für den Patienten abzuwägen ist (6, 7).

## Ethische Gesichtspunkte

Während der Arzt die Detailentscheidungen in einer Behandlung unmittelbar aufgrund (sichtbarer und messbarer) biomedizinischer Kriterien verantwortet, hängt die grundsätzliche Behandlungsentscheidung letztlich von ethischen und rechtlichen Gesichtspunkten ab: Pauschal sind das die subjektive Lebensqualität und die rechtlich garantierte Selbstbestimmung des Patienten.

Sobald in Therapieentscheidungen hinsichtlich der möglichen Behandlungsalternativen Wünsche, Wertpositionen und Lebensauffassungen des Patienten eine Rolle spielen, insbesondere bei Abwägungen von Lebensqualität versus Lebensdauer, wird die Behandlungsentscheidung von ethischen Aspekten geprägt.

Ethische Probleme und ggf. Konflikte erwachsen u. a.,

- wenn Wertvorgaben des Patienten nicht bekannt oder nicht hinreichend eindeutig sind und vertretungsberechtigte und behandelnde Personen widerstreitende Ansichten über dessen mutmaßlichen Willen vertreten oder
- wenn aufgrund unterschiedlicher (religiöser/nichtreligiöser) Wertpositionen gegensätzliche Auffassungen über die Rechtmäßigkeit einer vom Patienten gewünschten Behandlung oder Unterlassung entstehen.

## Rechtliche Gesichtspunkte

Rechtsnormen sind – im Unterschied zu den subjektiv und weltanschaulich stark variierenden moralischen Wertorientierungen – die für jeden Bürger (bzw. jeden Rechtsunterworfenen) verbindlich geltenden Pflichten und Grenzen des Handelns.

Anspruch hat der Patient – von materiellen Grenzen abgesehen – grundsätzlich auf jedes medizinisch mögliche Handeln und Unterlassen gemäß seinem

Willen und seiner selbst bestimmten Lebensqualität, soweit es sich im Rahmen des geltenden Rechts rechtfertigen lässt.

Für das ärztliche Handeln rechtlich vorgegeben sind insbesondere Normen für die Aufklärung und die Selbstbestimmung des Patienten. Nach dem in ständiger Rechtssprechung bis heute bekräftigten Urteil des Reichsgerichtes vom 30. Mai 1894 (RGSt 25, 275–389) ist jeder ärztliche Heileingriff eine grundsätzlich strafwürdige Körperverletzung, sofern dieser nicht durch die aufgeklärte Einwilligung des Patienten oder ein rechtlich gleichgestelltes Einwilligungssurrogat gerechtfertigt ist. Insbesondere die Patientenverfügung tritt beim einwilligungsunfähigen Patienten an die Stelle des direkt geäußerten Willens. Sie ist wie dieser zu befolgen, in der Regel jedoch nicht 1 : 1 umsetzbar, sondern bedarf wie jede Erklärung der Auslegung in konkreter Prüfung und Interpretation. Hierbei ist auch nach der Auffassung der DGEM sehr sorgfältig zu prüfen, ob die Verfügung wirklich die Problematik der jeweiligen aktuellen Krankheitssituation widerspiegelt (6).

Wenn die Patientenverfügung für die konkrete Situation nicht hinreichend aussagefähig ist oder wenn keine Patientenverfügung vorliegt, sind bei Angehörigen die evtl. vom Betroffenen geäußerten Wünsche und Lebensauffassungen zu erfragen, um möglichst zutreffend den mutmaßlichen Willen zu ermitteln (8).

## Problemlösung und ärztliche Verantwortung

Die ärztliche Verantwortung und Fürsorge steht im Dienst der Lebensqualität und Autonomie des Patienten. Insbesondere obliegt dem Arzt die Prüfung der Einwilligungsfähigkeit, und er soll diese soweit wie möglich fördern und dem Patienten durch die Aufklärung (Mit-)Entscheidungskompetenz vermitteln (9).

Die medizinischen Sachverhalte, die ethischen Aspekte und die rechtlichen Rahmenbestimmungen sind bei der Entscheidungsfindung in einem Behandlungsfall parallel zu beachten, beginnend erstens bei den Eingangsfeststellungen zu Diagnose, Anamnese und Prognose, über zweitens die möglichen Alternativen in Therapie und Prognostik, drittens die Bewertung der Folgen für die Lebensperspektive und Lebensqualität des Patienten, viertens die Entscheidung und Entscheidungsbegründung und bis fünftens zur Behandlungsdurchführung. Dafür lassen sich komplexe Algorithmen finden (ein klassisches Beispiel ist Sass HM, Viefhus H: Bochumer Arbeitsbogen zur Medizinethischen Praxis, 1988).

Eine relativ einfache hilfreiche Lösungsstrategie für ethische Probleme kann das folgende strukturierte Vorgehen sein (10):

1. klare Definition des Problems,
2. Leitlinien berücksichtigen,
3. Zusammenstellung der objektiven Informationen mit Ernährungsstatus,

4. Entscheidungskompetenz des Patienten einbeziehen,
5. Therapierisiken und -nutzen abwägen,
6. Suche nach Konsens.

Bei schwierigen Problemlagen kann es von Vorteil sein, die Hilfe eines Ethikkomitees im Krankenhaus in Anspruch zu nehmen (bzw. nehmen zu können, da diese bisher nur in etwa 10 % aller Krankenhäuser vorhanden sind) (11, 12).

## Literatur

1. Kruizenga HM, Van Tulder MW, Seidell JC, Thijy A, Ader HJ, Van Bokhorst-de van der Schueren MAE. Effectiveness and cost-effectiveness of early screening and treatment of malnourished patients. Am J Clin Nutr 2005; 82: 1082–1089
2. Breitkreutz R, Ockenga J, für die Arbeitsgruppe „Weiterentwicklung der DRG für die Ernährungsmedizin" der DGEM. Weiterentwicklung der G-DRG für die Ernährungsmedizin. Aktuel Ernaehr Med 2004; 29: 84–86
3. Ockenga J, Freudenreich M, Zakonsky R, Norman K, Pirlich M, Lochs H. Nutritional assessment and management in hospitalised patients: implications for DRG-based reimbursement and health care quality. Clin Nutr 2005; 24: 913–919
4. Landespflegeausschuß des Landes Sachsen-Anhalt: Versorgungsstandard für Patienten mit Ernährungssonden, vom 14.11.2003. http://www.mdk-sachsen-anhalt.de/Versorgungsstandard_pdf/Versorgungsstandard.pdf
5. Volkert D, Lenzen-Großimlinghaus R, Krys U, Pirlich M, Herbst B, Schütz T, Schröer W, Weinrebe W, Ockenga J, Lochs H. Leitlinie Enterale Ernährung der DGEM und DGG: Enterale Ernährung (Trink- und Sondennahrung) in der Geriatrie und geriatrisch-neurologischen Rehabilitation. Aktuel Ernaehr Med 2004; 29: 198–225
6. Körner U, Biermann E, Bühler E, Öhmichen F, Rothärmel S, Schneider G, Schweidtmann W. DGEM-Leitlinie Enterale Ernährung – Ethische und rechtliche Gesichtspunkte. Aktuel Ernaehr Med 2003; 28 (Suppl. 1): S36–S41
7. Rothärmel S, Bischoff SC, Bockenheimer-Lucius G, Frewer A, Wehkamp KH, Zürcher G Leitlinie Parenterale Ernährung der DGEM – 12 Ethische und rechtliche Gesichtspunkte, Aktuel Ernaehr Med 2007; 32 (Suppl 1): S69–S71
8. Bundesärztekammer: Empfehlungen der Bundesärztekammer und der Zentralen Ethikkommission bei der Bundesärztekammer zum Umgang mit Vorsorgevollmacht und Patientenverfügung in der Ärztlichen Praxis. Deutsches Ärzteblatt 2007; 114: A891–895
9. Körner U, Bondolfi A, Bühler E, MacFie J, Meguid MM, Messing B, Oehmichen F, Valentini L, Allison SP. Ethical and legal aspects of enteral nutrition. Introduction part to the ESPEN Guidelines on Enteral Nutrition. Clin Nutr 2006; 25: 196–202
10. Ferrie S. A quick guide to ethical theory in health care; solving ethical dilemmas in nutrition support situations. Nutr Clin Pract 2006; 21: 113–125
11. Zentrale Ethikkommission bei der Bundesärztekammer: Stellungnahme zur Ethik-Beratung in der klinischen Medizin. Deutsches Ärzteblatt 2006; 103: A1703–A1707
12. Dörries A, Hespe Jungesblut K. Die Implementierung Klinischer Ethikberatung in Deutschland. Ergebnisse einer bundesweiten Umfrage. Ethik Med 2007; 19: 148–156

# Sachverzeichnis

## A



## B



## C



## D



## E

## H



## I



## J



## K



## L

## M



## N



## O